孤独は男の勲章だ

志賀 貢

GENTOSHA

はじめに

高齢者と呼ばれる年になった友人たちを見ていると、人生に疲れ果ててもう何もする気がなくなり、ただその日その日を生きているだけという人も多くなっているように見受けられます。

しかしそういう姿は、昔の彼らを知っている者としては、耐えられないものがあります。何とか生気を取り戻せないものかと、自分自身に対する戒めの気持ちを込めて、先人の残した次のような言葉を彼らに伝えることにしています。

わが行く道に茨多し　されど生命の道は一つ　この外に道なし　この道を行く

明日ありと　思う心の仇桜　夜半《よわ》に嵐の吹かぬものかは

最初の言葉は、武者小路実篤の残した人生への決意とも言える言葉です。

次の言葉は、親鸞聖人の残した名言です。しかし、八〇代半ばに差し掛かった友人たちの中には、妻や子供に先立たれた人も少なくなく、ほとんどこの先人たちの言葉には反応を示しません。

そんな時は、

「これからの時代、人生は三度やってくる」

と私が声を張り上げて言うと、ほとんどの友人はハッとした顔で、その言葉に弾かれるようにソファーから身を起こします。

人は六〇歳を境として、第二の人生がやってきます。そして、一〇〇歳を超すと今度は浄土という第三の人生がやってきます。

この私の説に対しては、友人たちはみな同感した顔で、大きく頷くのです。八〇年以上も年を重ねてくると、色々なことに遭遇するものです。そして、長生きすればするほど周りから人が去っていき寂しくなり、やがては一人ぼっちになることも覚悟しなければならなくなります。

そして、これから先何が起こるかわからない時代に身を置いていることは、『明日は、何を為すべきか　これは今日のうちに考えておかなければならぬ唯一のものである』

と石川啄木が言っている通りなのです。

高齢になったら、とにかくこの核家族化の時代、独居や孤独に陥ることも覚悟しておかなければならないと思います。

ところで、独居と孤独という言葉が、昨今しばしば混同されて使われているように思われてなりません。独居という言葉は、言うまでもなく人が一人で暮らしているという状況を指します。

それに対して、孤独とは、引きこもりがちになり、社会から孤立した状態になって、孤独感が心を覆いつくし、そのために悩むことになる状態です。

孤独の「孤」という文字の成り立ちを見てみますと、右は瓜という字で、左は子供を指します。つまり、瓜がひとつ地面にころがっているように、子供が一人ぼっちの状態を意味します。それは、あまりにも寂しすぎます。そんな状態が続いたら、子供は生きていくことができません。できれば、こんな状態にならないで一生を生き抜きたいものです。

しかし、特に男性は、しばしばこの孤独に負けて自ら命を縮める人も少なくないのです。

昔から女は男より長生きで、一人身になっても元気に老後を楽しんでいます。それに引き換え男はどうでしょう。一人になると元気をなくし、しょぼくれた老後を送りがちです。女は孤独に強く、男は孤独に弱い、そんな医学的データももう常識になっています。

しかし、現実は容赦のないもので、人間が長生きをするほど孤独な人は増え、男の生き方を脅かしています。でも一度しかない人生。そんな現実に負けてはいられません。

孤独という現実はあっても、それを逆手に取って、強く楽しく生きる男の人生がある、それはちょっとした医学的アドバイスで実現できる、そのことを本書では実例に基づき具体的にお話ししましょう。

私のように五〇年以上も医療に携わっていると、友人知人の多くが孤独の寂しさの中で天に召されていくことが少なくありません。そうした人々の顔を思い出すと、もうすこし孤独な人生を改善する方法があったのに、それをアドバイスしきれなかったことが残念でならないのです。

この先一〇〇歳を目指す男性、そして男性よりは孤独に強いはずの女性にも、これからの人生を元気で実り多いものにしていただくために、本書がすこしでもお役に立てれば著者としてこれ以上の喜びはありません。

志賀　貢

孤独は男の勲章だ　目次

男一〇〇歳まで輝く極意 十則 044

第一章 精力を高める「孤独飯」

第二章 男は女の長寿にあやかれ

長寿を守る女の体の極意　十則　120

第三章

色気は墓場まで持っていけ

第四章 死を早める習慣を変えよ

第五章 孤独ストレスを撃退せよ

終章　華やかに人生を締めよう

カバーイラスト　宮野耕治
装丁　田中和枝（フィールドワーク）
DTP　美創
編集協力　㈱アイ・ティイ・コム

序章

孤独は男の勲章だ

一六年の孤独を支えた歌の力

私の知人のSさんの父親、一之助さんは、八〇歳の時に五つ違いの妻を失いました。長く勤めていた役所を定年退職した後、一軒家で妻と二人の生活を楽しんできただけに、そのショックは計り知れないほど大きなものでした。

妻は二人の息子を育て上げ、結婚以来まったく病気とは縁のないほど元気だったのですが、最期は実にあっけない天国への旅立ちでした。友人たちと旅行に行き帰宅したその夜、入浴中に倒れ、病院に運ばれましたが意識を取り戻すことはありませんでした。死因はくも膜下出血でした。

こんなことになるのなら、もうすこし妻の体を気遣い、一緒にかかりつけ医を持って健康に気を付ければよかったと悔やみましたが、後の祭りです。

すでに同年配の友人たちも、一人二人と櫛の歯が欠けるように亡くなっていて、妻だけが心の支えになっていただけに、その孤独感は想像以上に強いものでした。

「本当に寂しくなったなあ。一緒に飲んだり、遊んだりしてくれる友人もいなくなって、ついに女房まで俺を置いて逝ってしまった。長生きなんかするもんじゃないよ」とよくボヤいていたようです。

その落胆ぶりを心配して毎日のように訪ねてくるSさんの顔を見るたびに「死にたい、死にたい」と訴えます。妻の死後ひと月経ってもふた月経っても、Sさんと顔を合わせるたびにそんな言葉を繰り返すし、食事も喉を通りません。

そこで、思い悩んだSさんが、私のところに相談に来ました。

「それはいけないよ。そんな状態が続いていると後追い死をしかねないから、早く一人ぼっちの生活を止《や》めさせなきゃダメだよ」

そう私が忠告すると、彼は深刻な顔をして頷きました。

「ええ。父は八〇歳ですからね。あんなにしょげ返って、食事もほとんど口にしていないようですから。先生のおっしゃる通り、危ないと思います。どうしたらいいのでしょうか？」

「実はね、そう難しいことじゃない。まず長男のあなたが、お父さんを外に連れだして気晴らしをさせなさい。外食を楽しみ、ドライブを楽しみ、少々の酒を飲ませる。一番重要なのは、話し相手の女性を侍らせることだ。これらはすべて、孤独死を防ぐための特効薬なんだよ」

「ちょ、ちょっと待ってください先生！　それ、本気でおっしゃってるんですか？　八〇の父に、女は無理でしょう」

彼は目を瞬《しばた》かせながら身を乗り出すようにして私の顔を見ています。

かまわず私は続けました。

「いや、孤独から脱出するのに酒と女は不可欠だ。一度、診療所に連れていらっしゃい、私から説得してみるよ」

「いやぁ、女ですか……」

そう首をかしげながら、その日、Sさんは帰っていきました。

「お前、そんな医者にかかってるのか！」

息子の話を聞いた父親は、信じられないという顔で言いました。

「そんなヤブとはさっさと縁を切れ！　外食はともかく、酒と女を年寄りに勧めるなんて言語道断、そんな医者の言うことを信じちゃダメだ」

「お父さん、先生は気晴らしが大事だということを言っているんですよ。引きこもっていると必ずよくないことが起こるからと、心配してくれているんです。確かにお父さんは昔から真面目一方な人だから、酒も女も事故はないし……」

そこでSさんは、目を輝かせて言いました。

「そうだお父さん！　カラオケにしよう。そういえばずいぶん聞いてないけど、昔、詩吟や謡曲を習っていたことがあったじゃないの。俺、覚えてるよ。よく子供のころ、家の中で唸っていたの。今でも歌えるんじゃない？」

詩吟、と聞いて一瞬、父親の顔に光が差しました。

「そりゃあ、昔はずいぶん熱を入れて練習したから、忘れるわけないさ」

「そうそう、お父さんの十八番《おはこ》、また聞きたいな」

「おお、そうか」

そう言って父親は、得意然とした顔で歌い始めました。

〽鞭声《べんせい》 粛粛《しゆくしゆく》 夜河を過《わた》る 暁に見る千兵の 大牙を擁するを 遺恨なり十年……

声を張り上げる父親に、息子は手が赤くなるほど拍手を送りました。そしてこの息子の閃《ひらめ》きが、父親のその後の孤独生活を救うことになったのです。

二人は週に二、三回、父親の住む家の近くのスナックに出掛けるようになりました。若いころ喉を鍛えた父親は、カラオケで歌わせても、店に来ている他の客たちを驚かせるくらいの歌声でした。中でも、三橋美智也《みはしみちや》の『古城《こじよう》』を歌い始めると、客たちの間から、「日本一！」と声がかかるほどです。スナックでは、やがて〝古城の一之助〟というあだ名が付き、すっかり有名人になりました。

「一之助さん、ＣＤ出しましょうよ。こんな素敵な歌、聞いたことがないわ。きっと三橋美智也さんが生きていたら、もう、一之助さんを抱きしめて喜ぶと思うの。そしてきっと、一番弟子にしてくれたと思うわ」

そう店のママにおだてられて、一之助さんはますます絶好調でマイクを握りしめています。その人気はうなぎ登りに上昇し、若い女性からもデュエットを申し込まれ、照れながら上機嫌で歌っています。

それから一六年、一之助さんは今年九六歳を迎えました。

歌声にはますます磨きがかかり、プロと言っても疑う人は一人もいません。歌を録音したテープが、いつも店のカウンターに積んであります。今やスナック専属の歌手、いや、客たちは歌の先生として彼を慕っています。

そして今も、信じられないほど若々しい九六歳の歌声が、スナックの店内に響いています。まさに歌が、最愛の妻を失った孤独感から、一六年もの間、一之助さんを救い続けてきたのです。

老境の男こそ味わえる人生の哀歓

新聞のコラムに掲載されていた短歌に、大変印象的なものがありました。

『幾度か　友を送る日重なりて　辛さを人は　長寿ともいう』（読売新聞二〇一三年三月四日）

この短歌は一〇一歳の女性が詠んだもので、何度も友人を送る日が重なって、その「辛さ」を人は「長寿」と言っている、と慨嘆しているものです。

この欄の選者である詩人の長谷川櫂《かい》さんも、「親しい友人たちが次々にこの世を去っていく。長寿とはその淋しさに耐えること」と感想を述べています。

この歌と解説には、医療の現場で毎日死と寿命に向き合っている身として、ただただ感服するしかありませんでした。

人類が長生きになり、文明が進化を続けてくると、その恩恵をすべての人が享受できるようになった反面、長生きになったことのリスクもまた、受け止めなければならない時代になりました。地球上に住むすべての生物の中で、人間ほど寿命を延ばしている生物はありません。

約五〇〇年前、戦国時代の武将として名を馳せた織田信長の時代は、人生はわずか五〇年でした。幸若舞のひとつ『敦盛《あつもり》』の中で歌われている、

「人間五十年、下天の内をくらぶれば、夢幻の如くなり」

の一節を彼は好み、宴席になるとよく舞い歌ったと伝えられています。

当時の戦いに明け暮れている武将たちにとっては、五〇年という人生はまさに幻のような儚《はかな》いものであったのでしょう。

ところが、現代はどうでしょうか。

日本人の寿命は男女とも八〇歳を超え、今や一〇〇歳にも届く勢いで延び続けています。つまり、五〇〇年前に比べると、人類の寿命は倍近くになったのです。

その反動というか宿命と言うべきなのか、寿命が延びれば当然、一緒に生きてきた家族や友人、知人が一人ずつこの世を去っていき、いずれ一人ぼっちにならざるを得なくなります。

しかし、長生きすればその分孤独になるのは当たり前なことであって、むしろ孤独は長生きしたからこそ味わえる人生の哀歓であるとも言えるのです。

その現実さえよく理解していれば、孤独の環境に置かれた場合でも、残りの人生を強い意志を持って生き抜くことはできるはずです。

特に、その孤独が冒頭の短歌のように辛いものであればあるほど、それを自分の身に引き受け、乗り越えていく生き方が、男女ともに求められることになります。とりわけ男にとっては、潔い生き方とも言えるでしょう。

辛い孤独ではあっても、それに立ち向かい乗り越える対象として、長生きをした自分に自然が与えてくれた「勲章」だと考えると、孤独も捨てたものではありません。

まずはこの現実を受け入れ、それに立ち向かうよう肚をくくるのが、長生きする人間に与えられた生き方と思い定めなければなりません。

イギリス九〇〇〇万人の孤独

この孤独化の傾向は、日本だけではなく、むしろ世界的な現象のようです。孤独な長寿者は、この世界の潮流を一身に背負っているとも言えるのです。

孤独の現実をさらによく知って、それに立ち向かう肚を決めるためにも、世界的視野の一部であるイギリスの状況も見ておきましょう。

イギリスの内閣は、二〇一八年一月、孤独を専門に担当する「孤独担当相」というポストを設けることを決定しました。

そのニュースは世界を駆け巡りました。なぜ、イギリスは孤独専任の大臣を任命しなければならなかったのでしょうか。

イギリスでは、国民に対する調査の結果、日常生活の中で九〇〇万人以上の人が孤独を感じることが多いと発表しました。イギリスの人口は、二〇一五年時点で推計六四七一万人ですから、そのうちの約一四%の人が孤独を訴えています。

さらに政府の調査では、月に一度も家族や友人と会話をしない高齢者が約二〇万人、さらに週単位ではなんと、三六万人にものぼることがわかりました。

高齢者だけではなく、子供のいる親の場合でも、約二五％の人が孤独を感じ、子供も四〇〇万人以上が孤独を訴え、行政の窓口の支援を受けたといいます。身障者の場合も同様で、およそ二五％の人が孤独を感じているようです。

こうした状態が続くと、国民だけではなく国家としても大変な問題を抱えてしまうことになります。

それは、孤独に陥った人が増えてくると、国として生活扶助や医療扶助、それに引きこもり状態に陥った人たちを見回ることなどのために、計り知れない経済的な負担を抱えなければならなくなってしまうからです。

いずれにしても、イギリスにおける孤独者が増加している現状は深刻です。そのため一九六〇年代から、その背景を突き止めるためにイギリスでは多くの研究が盛んになされてきました。中でも有名なのは、ロンドン大学のパークス博士による「喪《そう》の心理」の研究です。

博士によると、孤独になった人、特にその原因が配偶者との死別、あるいは生き別れなどによる場合には、心が抑うつ状態に陥ることが多いことがわかりました。心が病むとその影響は当然体にも表れるようになります。いわゆる不定愁訴といわれる、頭痛、立ち眩《くら》み、食欲不振、不眠、倦怠感などの様々な体調不良が見られるようになります。これらは、ほとんどが自律神経のはたらきが乱れることによって起こってくることがわかっています。

こうした心や体の状態が著しく障害されるようになると、心のはたらきはさらに不調となり、「喪の心理」と呼ばれる状態に陥ってしまいます。

この状態が長く続くと免疫力が著しく低下して、色々な余病が体を襲ってくるようになります。たとえば、風邪や肺炎などの細菌やウイルスによる感染症が頻発するようになります。また、免疫力の低下は、がんなどの発生を誘発する原因にもなると考えられています。事実、特に妻と死別した男性の場合には、その後の病気の発症率が高く、寿命にも影響が及んでくることがあります。こうした、心が「喪の心理」に陥る期間が長くなると、やがて抑うつ状態からうつ病を発症することもあるといわれています。

また、パークス博士は、妻と死別した男性は一年以内に心筋梗塞にかかる率が非常に高く、とにかく、心臓の健康管理には注意を払わなければならない、と警告をしています。そして、博士はこの研究を通して、「ブロークンハート」という言葉の医学的な意味が漸《ようや》く解明できた、と述べているのです。

さて、仮にイギリスの現状を日本に当てはめてみます。

平成三十年（二〇一八年）現在の人口がイギリスの約二倍として考えてみると、孤独を感じている国民が一八〇〇万人も存在するということになります。

こうした推計が当たっていないことを祈るばかりですが、今後高齢化社会が進んで独居の人が増え、さらにその中で孤独になる人が増加していくと、イギリスのような深刻な状態にならないとも限らないのです。

いずれにしても、この孤独化現象は世界的なものであり、人類の歴史上からも逃れられない現象のようです。そう考えると、そうした孤独にたじろがず、勇気を持って立ち向かってきた人たちにとっては、まさに孤独は、「人生の勲章」だと言えると思います。特に、男性の場合には女性に比べて平均寿命が短いのですから、万が一、孤独になった時には、それを撥《は》ねのけて生き抜くことは大変な努力を要すると思います。

六〇～七〇代をシルバー世代、八〇～九〇代をゴールド世代、そして、一〇〇歳以上をスーパー世代、と仮に分類すると、どの世代で男性が孤独になったとしても、人生の達人として勲章を授与されるべき立派な生き方であると言えます。

ともかく、シルバー世代以上の男性は、堂々と胸を張って、残りの人生を強く明るく、華やかに生き抜いていきたいものです。

自然の摂理を取り戻せ

国立社会保障・人口問題研究所が一九五五年から九五年までの四〇年間にわたって調査した、人口動態に関する報告書があります。それによると、四〇歳の男性の平均余命は、離婚した人は配偶者がいる人に比べて一〇・三四年も短いことがわかったのです。これは、ショッキングなデータだと言わなければなりません。

ちなみに、女性の場合を調べてみると、四〇歳で離婚した人は結婚している女性に比べて、平均余命が四・七九年短いことがわかっています。

男女では二倍以上の差があるわけですが、この数値を見ても、男性が離婚で受けるダメージがいかに大きいかということがわかります。

その最大の原因は、離婚後の孤独な暮らし方が「自然の摂理」に反しているからだと考えられます。

逆に言えば、この「自然の摂理」を取り戻しさえすれば、孤独に負けずに長生きできるということです。

もし、離婚後一人ぼっちの生活を生涯通したとしましょう。つまり、再び配偶者を見つけることもなく、子供を育てることもなく、ただ年老いていく境遇に甘んじて暮らしていくということになると、「自然の摂理」がそれを許さないのです。

摂理とは法則という言葉に置き換えることができます。この地球の自然も、そこで命を育んでいる生物も、すべてこの地球上で定められた自然の法則にしたがわなければならない運命を背負っているのです。それを無視しては、生物はこの地球上で生きていくことはできなくなります。

特に日本民族は、自然と一体になって生きてきたということを忘れてはいけないのです。

では、我々人間に与えられた「自然の摂理」とは何でしょうか。

それは、「三つの本能」を守って生命を維持し、次の世代にその命をつないでいくことです。その法則に逆らうような生活は、たちまち人間の生命に大きな影響を及ぼすことになります。

この本能を支配しているのは大脳皮質で、この大脳皮質には古皮質《こひしつ》と新皮質《しんひしつ》があります。簡単に言えば古皮質は「本能」、新皮質は「理性」を司《つかさど》ります。

つまり、古皮質は、食欲、性欲、集団欲の三大本能が存在する生命の根幹を成す部分です。それに対して新皮質は、理性の座が存在する部分であり、人間では特に発達しています。

人間は、この新皮質が発達しているために、本能をその理性でコントロールしようという作用がはたらき、その結果色々な肉体の変化や精神的な活動の上での影響が現れてくるのです。

簡単に言えば理性が本能をコントロールした結果、配偶者との死別や離婚、別居といった不幸な出来事に遭遇した時にも、他の生物では見られない反応を示します。

もちろん他の哺乳類などでも番《つがい》で生きている場合、その片方が死んだり、行方がわからなくなった場合には、苦しみや悲しみを表現することはよく知られていますが、人間の場合にはその度合いは比べものにならないくらい強いのです。

その感情が現実のものとなって表れているのが孤独です。

孤独に負けて「自然の摂理」を失ったため、三大本能を支配する大脳皮質がバランスを崩し、男は女より平均余命が半分まで短くなってしまったと思われるのです。

だとしたら、その大本《おおもと》の「自然の摂理」を取り戻せれば、孤独の害、孤独のストレスも減らせて、長生きできるということになります。

その方法を考えない手はありません。

食欲をコントロールせよ

「自然の摂理」を取り戻す、三つの本能のうちの第一は「食欲」です。

自然界で生きていくために、すべての人は食物を摂取し、体に必要な栄養素を無意識のうちに取り入れています。それは人間だけではありません。地球上で生きていくために、食物連鎖という法則にしたがって、他の生命体を体に取り入れて命をつないでいくという仕組みで地球上の生物は生きているのです。

人体は約三七兆個の細胞からできていますが、それらの細胞には寿命がありま す。細胞が再生を繰り返し、やがて寿命を迎えるころには、アポトーシス（細胞死）やネクローシス（細胞壊死《えし》）というような現象によって、細胞の命が消え果てる時がきます。それまでの間、細胞はあらゆる栄養素を取り入れ、生命を維持するために懸命にはたらき続けているのです。その原動力となる栄養素を摂取しなければ、細胞が音《ね》を上げてやがて死滅を早めることは想像に難《かた》くありません。

離婚した男性がそうでない人に比べると短命である理由のひとつには、この食物連鎖に何らかの変化が生じていると考えられなくもないのです。

栄養は、一時に大量に摂取しただけでは効果がありません。日々の摂取の積み重ねで、はじめて体の血となり肉となる栄養物を取り入れることができることを、忘れないようにしたいものです。

特にシニア世代は、若いころのようにジャンクフードや外食でとにかく空腹を満たしてそれで栄養が保てると思ったら、大間違いです。年を取ったら摂取する栄養素に気配りをし、年相応の食品を摂らねばいけません。詳しくはこの後の第一章で解説します。

食欲のコントロールが上手くできる人とできない人では、寿命に大きな差が生じます。我々医師は、高齢の患者さんの治療をしていると、その人の八〇年九〇年の食生活の仕方で、これほどまでに寿命に大きな差ができるものか、と考えさせられることがしばしばあるものなのです。

性欲を無視するな

「自然の摂理」を取り戻す、三つの本能のうちの第二は「性欲」です。

男女の中には、性に対する関心を示さないことが、最大の美徳であるという考えを持った人もいるようですが、それは神への冒瀆《ぼうとく》と言わざるを得ません。この世に生きるということは、種の保存の原則から考えて性の営みを行い、子孫を残すということに他ならないのです。

なぜ、現代人の中にはこの性を無視したり、毛嫌いしたりする傾向が現れてきたのでしょうか。植物は受粉という行為によって、種の保存の営みを続けています。動物の場合には、神様は発情期を与えています。その自然の与えてくれた本能にしたがって、動物はパートナーを見つけ、子孫を繁栄させていっているのです。

未婚ということは、この人間の一大本能である生殖行為を放棄するということに他なりません。これは、男にとっても女にとっても、生命を維持するために、決して役立つ行為ではないと思われます。

やはりこの世に生まれてきたからには、適齢期に達して子孫を残す能力が備わった時点で、結婚して子供をつくるということが長生きのコツでもあるのです。男性には播種《はしゅ》本能があります。年ごろになると、一時見境がないくらいパートナーを夢中になって探し回る男性もいます。また、女性には母性本能という子供を育てる能力を神様は賦与しています。

どんなに文明が進化しても、この男女の本能を無視して生きていくことはできません。

シンクタンクのデータが示す通り、離婚した男女は充実した性生活と家庭生活を営んでいる男女に比べて短命である、ということをしっかりと心に刻み込んで、自然の掟《おきて》に逆らわずに生きていくことを考えなければなりません。

集団欲を失うな

「自然の摂理」を取り戻す、三つの本能のうちの第三は「集団欲」です。

春になって野に咲き乱れるタンポポは、大地を黄色く染めて群生しています。それはタンポポに限ったことではありません。ほとんどすべての動植物は、同じ種が群れて生きているものです。松は松林を作り、竹は竹林を作ります。

また、ツツジ、サツキ、森の中では白樺、杉などが、動物ではオットセイやアザラシ、セイウチ、トド、ペンギンなどが群れを作って生きています。

その他、フラミンゴ、白鳥、鶴、トナカイ、鹿、山羊、猿、象など、枚挙に遑《いとま》がないくらい多くの動物が寄り添うようにして生きているものです。

人間も動物である以上は、この集団欲という本能から逃れることはできません。最近の若者の中には、会社や学校から家に帰ると、部屋に引きこもってスマホやパソコンとにらめっこしながら生活をしている人も少なくない、ということをよく耳にします。また対人関係を極端に嫌い、仲間と談笑したり、スポーツや旅行でコミュニケーションを図ったりすることを嫌う人もいるようです。

しかし、この集団欲を軽視すると、食欲や性欲にも影響が出始めます。自然が与えてくれたこの三大本能を大切にしてこそ、人間の命が継続してこの世に存在していくものであることを忘れてはいけないのです。

よく「人は一人では生きていけない」といいます。まして、孤独な生活が長くなり対人関係が乏しくなってしまうと、この流通機構が発達した社会であっても、食料品ひとつ調達することさえ難しくなってしまいます。

また、部屋で自分だけの世界に閉じこもってしまうようでは、その孤独感によりストレスが寿命にまで悪影響を及ぼしかねないのです。

どんなに文明が進化しても、人は人間社会の群れから離れないことが望まれます。それは一人暮らしになって、孤独に陥りそうになればなるほど求められることなのです。

男一〇〇歳まで輝く極意 十則

一　生涯現役を目指せ

年を取ると、すべての仕事から手を引き隠居生活に入る人も少なくありませんが、長生きをするためには死ぬまで働いて働いて働きぬく、という気迫が必要です。それが男の闘争心を駆り立て、心と体を生理的に正常に保つのです。

二　年金暮らしに甘んじるな

大企業に勤めた人は、年金で老後が保障されているかもしれませんが、それに甘んじてはいけません。どんな仕事でもよいので、生活の糧《かて》を自分自身で稼ぐという心を生涯失わないようにしたいものです。それが生命を維持する最高のコツでもあるのです。

三　好奇心を失うな

男は自然界から社会に至るまでの目まぐるしく変わる状況にアンテナを張っていなければ、老化が加速します。とにかく、好奇心を持って真実を追求する前向きな心を維持すべきです。

四　生涯学習を目指せ

今では、勉強しようと思えばインターネットをはじめとして情報がふんだんに入手できます。自分の得意な分野を見つけて、それを極めるべきです。

五　笑えばがんは逃げる

「笑う門《かど》には福来たる」という格言の通り、笑いは幸せを呼び込みます。最近の研究では、笑いは血液中のリンパ球のNK細胞（ナチュラルキラー細胞）を増加させることが明らかになっています。このNK細胞は、がん細胞の成長を抑制し排除するはたらきをしています。つまり「笑う人からはがんは逃げていく」という格言に置き換えて、大いに明るく笑う人生を送るべきなのです。

六 友とは死ぬまで付き合え

小中学校、あるいは高校の友人は貴重な財産です。高齢者の好きな歌謡曲のひとつに『高校三年生』があります。昔のクラス仲間が最後に肩を組んで合唱する姿は、過ぎ去った青春を彷彿《ほうふつ》させるものがあり、微笑《ほほえ》ましくもあります。この財産を死ぬまで大切にすべきです。

七 人の絆を大切にせよ

老いるということは、友人知人が周りから一人二人と消えていくという悲しい現実を引き起こします。年老いたからこそ、人と人の絆を若い時以上に大切にしなければなりません。この絆こそが、人生を一〇〇歳まで導いてくれる大きな原動力になるものなのです。

八　ふるさとに帰れ

とかく現代人は、「ふるさとは遠きにありて思うもの」という傾向になることが多いようです。中には、ふるさとには三〇年も帰省していないという人もいます。それは、自然の摂理にしたがって生きている我々人間にとっては、寂しすぎる現実ではないかと思います。自分の生まれ育った村や町の、あの懐かしい空気を時々吸うために、ぜひふるさとに足を向けてみましょう。

九　脳内麻薬の威力を忘れるな

人は幸せを感じると、ドーパミン・セロトニン・オキシトシンというホルモンが分泌されて、心も体も幸福感に満ちあふれます。その分泌は、心の持ち方次第です。

十　孤独は街の雑踏に捨ててしまえ

哲学者の三木清は、『孤独は山になく、街にある』と言いました。現代社会では、群衆の中にいても孤独感を漂わせている人も存在するのです。それでは、孤独に負けてしまいかねません。孤独は、その街の雑踏の中に捨ててしまえばいいのです。そして、群衆の一人となって、二十一世紀を生き抜いていこうという気構えを持てば、必ず一〇〇歳長寿が待っていることは間違いないのです。

第一章

精力を高める「孤独飯」

八〇歳超えても毎朝元気！　のコツ

以前から血圧が高くて通ってきているEさんは、診察が終わると、カルテにペンを走らせている私の方へ身を乗り出すようにして、小声で聞きました。

「先生、精力を強くするためには何を食べればいいの？」

精力という言葉に思わずペンを止めて、私は彼の顔を見つめました。

「Eさん、今年七三歳だよね。まだ、女遊びが続いているの」

「いやいや、そんなことはしてませんよ。ただ、先生もそうでしょうけど、男という生き物は一週間に一回や二回、朝立ちがないと寂しいでしょう。だから、男のシンボルを元気にするためには、何を食べたらいいのか教えてもらいたいんですよ。ところで、先生は俺よりはるかに年上だけど、そっちの方はどうですか」

彼はますます身を乗り出してきて、興味津々という顔をしています。

「なに、朝立ちのこと？　ああ、それは、毎朝あるさ」

と言って白衣の胸を張ると、彼は、

「ええ？　先生ほんとに大丈夫？」

「何が？」

「こんなにたくさんの白衣の美女に囲まれて、それじゃ身がもたないでしょ」

「なに言ってんだよ。それとこれとは、別だよ。ただ、男としては、まだ俺は現役だということを言っているんだよ」

そう突き放すと、

「ほう－、八〇歳を超えてもまだ男なんだ。すげえなぁ。俺もあやかろう。じゃあ、先生が何を食べてるのか教えてよ」

馴染みの患者にせがまれれば、仕方がありません。私は、とっておきの私流の精力アップの食事術を伝授することにしました。

「まず、男はタンパク質を摂ることを忘れてはいけない。それも、動物性と植物性の両方をバランスよく食べること。それが、第一のコツだ。肉、魚を毎日の食卓に欠かさないようにする。それと、納豆、豆腐、枝豆、これは絶対必需品だ。こうしたタンパク質を十分に摂って、それでスタミナをつける。それから、朝食をしっかり摂ること。これが第二のコツだよ。人間の体には体内時計というものがあってね、これが目を覚まさないと、特に男は活動できない。体内時計のスイッチは、膵臓から分泌されるインシュリンで入るんだよ。そのためには、朝食に糖質の入ったものをまずしっかり食べる。それは、白い飯だ。それと、タンパク質を少量一緒に食べる。それも、体内時計のスイッチを入れることに役に立つんだよ。その結果、すべての臓器が目覚める。男性のシンボルも同じだよ。このことさえ忘れなければ、朝立ちは八〇歳になっても九〇歳になっても、必ず起こる。すべては、食事の摂り方、その技術にかかっていると思えばよい」

「ほーう！」

私の話を聞いたEさんは、大きなため息をつき、そして、それだと言わんばかりに、両膝を両手でパチンと打ちました。

古い付き合いの患者でも、家庭の込み入った事情はなかなか聞き出せないものです。Eさんが、診察が終わった後に私に食べ物の話を振った理由は、実は奥さんの病気にあったようです。

奥さんは、一年前に脳梗塞を患い、現在は特別養護老人ホームに入所しているようです。横浜に宝石店を開いてから四〇年間、店を繁盛させるために二人で頑張ってきたようですが、Eさんには、跡継ぎの子供がいないのです。

もし、奥さんに万が一のことがあれば、彼は天涯孤独になる運命にあります。そして、独居生活をしていて孤独になっている友人たちのことを考えると、本当は精力のことなどどうでもよく、その孤独をどうやって乗り切っていけばよいのか医者の本音を聞きたいと思った、と打ち明けてきました。

それならばと、彼の身上を察して、私は知っている限りの食事の知恵を教えることにしました。

まず食を豊かにすること。その食が十分でなければ、頭も体も正常にはたらかないことをよく説明しました。そして、前述したように、肉が重要で、中でも牛肉をしっかりと食べること、それと、「畑の肉」といわれている大豆製品を忘れずに食べることを、もう一度噛んで含めるように彼に伝えました。

そして、とっておきの情報として、毎日の食事にサバの料理を取り入れることを勧めました。中でも、三浦半島沖で獲れる、「黄金サバ」と呼ばれている松輪《まつわ》サバ、それに豊後《ぶんご》水道で獲れる関サバ。もしこれらのサバを見つけたら、金に糸目をつけずに食べること。近ごろは、黄金サバの缶詰も出ているので、ぜひ食べた方がいいと教えました。

サバには、オメガ3脂肪酸と呼ばれている「多価不飽和脂肪酸」がふんだんに含まれています。

オメガ3脂肪酸とは、α－リノレン酸、EPA、それにDHAの三つの脂肪酸の総称です。そのはたらきは、体の老化を防ぎ、また、脳梗塞や心筋梗塞を予防するために大変大きな力を持っているといわれています。

北極圏に住むイヌイットは、アザラシなどの動物を生食する食習慣がありますが、そのためか血液はサラサラとしていて、動脈硬化症は少なく、血液中のコレステロールや中性脂肪なども、正常値に保たれている人が多いといわれています。

これは、オメガ3脂肪酸の多い魚をアザラシなどが食べ、そのアザラシを人が食べる、という食物連鎖によって、体の若さを保つオメガ3脂肪酸を摂取できる、ということになるのです。

このオメガ3脂肪酸を含む魚として、サバ以外では、ニシン、サケ、イワシ、タラなどに多いことがわかっています。その他、大豆やエゴマなどにも含まれています。

しかし、なんと言っても食べて欲しいのは黄金サバです。これは、とにかくうまい。

まず、肉を食べてスタミナをつけ、そして、肉に含まれるコレステロールをサバの脂で抑制する、両者を口にすることは、理想的な食事術と言えるのです。

こうした最新の情報を伝えると、彼は感謝感激という顔で何度も頭を下げ、

「これで私も、孤独の生活にならないで済みます。これからも一生懸命商売に熱を入れて、妻の分まで頑張ります」

と、頬を紅潮させて帰っていったのでした。

ですがそれから半年ほどして、私はEさんに一杯食わされたことを知りました。

それは、新宿にあるスナックのマスターからの情報でした。

彼は、孤独から脱出するための食事術を教えて欲しいと懇願したはずなのに、その目的は実は、精力の増強にあったようなのです。

マスターの情報によると、Eさんは、巷《ちまた》では夜の帝王として君臨しているという噂が流れているというのです。

それによると彼は、常時手帳に一〇人は下らない、若い女性の名前と電話番号を書き記していたそうです。その手帳を毎朝見つめながら、今日はどの彼女とデートしようかと、目を輝かせているのです。

彼の体内時計は、インシュリンなどではありません。若い女性のエネルギーだったのです。

七三歳の体のどこに、そんな力が潜んでいるのかはわかりませんでしたが、その体力に拍車をかけたのは、私の医学的助言ではなかったかと思うと、悔やまれてなりません。

まるで「男、食わずして女を誘うべからず」とばかりに、彼流のスタミナ食である肉料理と、大豆を使った料理が加わり、それに若さを保つ秘密兵器とも言える黄金サバを食べているのです。

これでは彼のパワーは、ますますアップするばかりです。

私は、どうやって、彼の行動を抑制してやろうかと思うと、悔しくてキリキリと胃が痛みました。しかし、後の祭りのようでした。

彼は、夜な夜な渋谷や新宿に出没し、若い女性と再び青春の血を燃えたぎらせているというのですから処置なしです。私は、黄金サバの缶詰が早く市場から完売になって消えてしまい、彼の口に入らなくなることを、ただただ願うばかりでした。

しかし、神様は彼の邪《よこしま》な行為を、決して許してはいませんでした。ある夜、新宿からの帰り道、深酒でヨロヨロしながら駅のホームを歩いている時に、彼はその大切な手帳をどうやら落としてしまったらしいのです。

それ以来というもの、若い美女とのデートはゼロからのやり直しです。その大きな財産を失ったショックで、彼は家に閉じこもり、ため息ばかりをついているという噂を耳にして、私は快哉《かいさい》を叫びたい気持ちでした。

タンパク質は命の母

高齢の患者さんが入院してくると、まず我々医師は患者さんの栄養状態を調べるのが常識になっています。

特に孤独な生活が長い人の場合は、その栄養状態のチェックが欠かせません。まさかこの飽食といわれる時代に、栄養状態の悪い人などいるはずがないと思いがちですが、そんなことはありません。

検査結果を見て唖然《あぜん》とするくらい、栄養失調に陥っている高齢者が少なくないのです。

高齢者でも、スーパーなどで食材を調達し、自分で料理を作っている場合はまだいいのですが、その料理が段々できなくなってくると、栄養の摂取の仕方が偏り始めます。

本人もまったく気付かないうちに、命を守るために必要な栄養素が不足しがちになることがあるものです。

入院患者の場合は、この栄養状態を血液検査で調べますが、その検査結果で我我医師が注目するのは、タンパク質の含有量です。

タンパク質は人体の骨や筋肉、それに臓器の構成成分として、なくてはならないものですから、これが不足すると体は正常に機能することができなくなります。

タンパク質は炭水化物、脂肪と並んで三大栄養素といわれ、成人男性では一日に約六〇グラム、女性では約五〇グラムを摂取することが必要だといわれています。これは厚生労働省が発表している「日本人の食事摂取基準２０１５」で推奨されている数値です。

この数値は、年齢により若干の差はありますが、七〇歳以上の高齢者であっても、ほぼ同じ量のタンパク質摂取が必要だとされています。

つまり、いくら年を取っても生命を維持していくためには、生涯タンパク質を十分に体に取り入れることが大切なのです。

さて、これだけのタンパク質を一日に摂取するためには、どのような食品を食べればいいのでしょうか。

一例を挙げてみますと、鶏ささみ四〇グラムに対してタンパク質が二三グラム、納豆（一パック五〇グラム）で八・三グラム、鶏卵一個（五〇グラム）で六・一グラム、絹ごし豆腐（一〇〇グラム）で四・九グラム、焼きサケ（一〇〇グラム）で二五・二グラム摂取できます。

これだけの食品を一度に摂取すると、タンパク質が六七・五グラムになります。

しかし、このようなタンパク質を含む食品を高齢者が毎日自分で用意するのはかなりの負担がかかるはずです。

つまり、高齢者が孤独な生活を続けていると、栄養状態を保つことはそう容易ではないのです。

週に一回は血の滴るステーキを

タンパク質の不足は、寿命を短くする。

そういう話をすると、私の知人たちの多くは、

「そうは言われてもねぇ、一日六〇グラムものタンパク質を摂るのは容易ではないよ」

と顔をしかめます。

そういう時、私は迷わずに、週に一回は血の滴《したた》るようなステーキを食べるよう勧めることにしています。

たとえばある有名な女性演歌歌手は、結婚もしていなくて、すでに八〇歳に差し掛かっていますから、さぞ孤独な生活をしているのではないかと思いきや、今でも豪華な衣装に身を包んで、元気に舞台に立っています。

その秘密は何かというと、それは週に三回、血の滴るようなステーキを食べて

いることにあるようです。

そしてステーキを食べない日は、もやしなどの野菜をたっぷりと載せたラーメンを食べるといいます。これがスタミナ源となって、今でも舞台をこなすことができるのだそうです。

こうした話をすると、八〇歳近くになってそんなにカロリーを摂ったら、過剰摂取で逆効果なのではないか、と思われる人もいるかもしれません。

しかし、肉体労働や頭脳労働をする人は、いくつになってもある程度のカロリーを摂取しなければ、体がもちません。

毎日のように舞台でファンサービスをしている芸能人にとっては、ステーキ一枚くらい食べないと、とてもスタミナがもたないのではないかと思います。

もっとも、三度の食事でタンパク質の摂取量を計算していたのでは、料理などすこしも美味しくは感じられません。

食事には、喜びと楽しみが不可欠です。美味しいものを食べて、生きていてよかったと感じる瞬間がなければ、食が進むわけがありません。おそらく彼女は日分量で好きなだけ肉を食べて、その美味しさを満喫しているに違いないのです。

牛肉のヒレステーキ一〇〇グラムで、一九・一グラムのタンパク質を含んでいます。もっとも含有量の少ない赤身のリブロースでも一四・〇グラムなど、牛肉にはタンパク質がたっぷりと含まれているのです。

焼けば肉は縮みますから、焼いた状態で一五〇グラムのヒレステーキを食べると、一日に必要なタンパク質の約六割を摂取できます。

これは高齢者のスタミナを考えると、非常に力強く頼もしい食品といえるでしょう。

肉の効用は、タンパク質だけではありません。体にとって非常に役立つ成分が、他にも多く含まれているのです。

中でも、エラスターゼという酵素は動脈硬化を予防するために役立ちます。

したがって、その動脈硬化が原因で起こる心筋梗塞や脳卒中などを予防するのに大きな力を発揮します。人体には、エラスチンという弾性繊維が存在します。これは皮膚や血管の組織を強くするためにはたらいているのですが、エラスターゼはこのエラスチンのはたらきをコントロールするために作用しています。

年を取ったら、ステーキは赤身の肉にしましょう。

この部分にはエラスターゼがたっぷりと含まれていますから、必ずや体を若返らせるために役立つに違いありません。

もちろん年を取ってくると、胃や腸の消化吸収能力も年と共に衰えてきますから、決して無理をしない方がよいと思います。それでも、肉の摂取を忘れてはいけません。

ステーキが負担になるのであれば、ステーキ用の肉を薄く切って、サラダに一日五〇グラムくらいでも載せて食べるようにすると、寿命がぐんと延びるはずです。

我が国の肉の消費量は、明治維新以降、右肩上がりに増え続けてきました。そして、そのころから日本人の平均寿命も右肩上がりに上昇し始めました。

かつては、人生五〇年といわれた時代がありましたが、今では間もなく平均寿命が一〇〇歳に手が届くのではないかといわれています。

つまり、肉食の歴史と寿命の延びは、決して無関係ではないことを示しているのです。

肉食に関しては、様々な賛否両論があることは事実です。しかし、年を取っても最高のタンパク源である肉を摂取しなければならないことを、忘れないようにしたいものです。

七〇歳の声を聞いたら、赤身の牛肉を食べて、血管の弾力性を若々しく保つようにすべきです。そうすることで一〇〇歳の坂は目の前に見えてくるに違いありません。

卵のぶっかけ飯は孤独飯の王様

健康維持に必須のタンパク質を摂取するために、料理の苦手な高齢者にとって、もっとも手っ取り早い方法があります。

一日一回、ほかほかの炊き立てのご飯に生卵一個をぶっかけて食べることです。卵は高齢者にとっては、最適な完全食品のひとつだからです。ただし、生卵は新鮮なもので、できれば地鶏の産みたてが理想的です。卵の品質を決める要素は様々ありますが、大きくは外部形質と内部形質に分けられます。

このうち、外部形質とは卵の形と卵殻の質のことであって、強度や厚さや色などで判断されます。

また内部形質は、卵白に関するものと卵黄に関するチェック事項があり、その色や盛り上がり方などで判断されます。

これらの判断結果により、優れた卵とされるには、次の条件を満たす必要があります。まず外部形質については、卵殻が強いこと、形が整っていること、卵殻のきめが細かく滑らかであること、色にムラがないこと、などです。

また、内部形質については、卵白が盛り上がっていること、血斑や肉斑などがないこと、卵黄が丸く盛り上がり色が適度であること、などです。

品質の良い卵は、当然高価であり、中には六個入りで四〇〇〇円、桐箱に入って六〇〇〇円などというものまであります。高価であるだけに、餌の質も吟味され、栄養価も優れています。

もっとも、これほど高価なものをお勧めすることはできませんが、栄養価のことを考えれば、やはり、それなりに優れたものを選んだ方がよさそうです。

古くて安い卵はぶっかけには合いません。少なくとも一個五〇円以上の卵を口にしてください。長生きのためです。

それくらいの出費をしてでも、良質のタンパク質を体に摂取することにこだわってみるべきです。

脚気は豚のヒレカツで防げ

江戸時代、地方から当時大都会だった江戸に出てきた人たちが、原因不明の病で亡くなることが多かったために、「江戸わずらい」という名が付けられたことがあります。今でいう「脚気《かっけ》」の俗称です。

当時は、今と違ってその原因を確かめることができませんでしたから、まったく対処の方法がなかったのですが、その後、明治も末になった一九一一年、その原因がようやく突き止められて、江戸わずらいで亡くなる人は激減しました。

世界的に知られた、東京大学教授の鈴木梅太郎博士により、米ぬかからオリザニンというビタミンが発見され、このビタミンの不足によって脚気を発症していたことがわかったのです。

この米ぬかを精米してしまうために、白米のビタミンB_1は激減してしまったのです。したがって、田舎の人は玄米を食べ、江戸の人は白米を食べることが多かったということが、皮肉にも生死を分ける境になったのです。

多い時には一年間に一万人以上の人が脚気で亡くなったといわれています。当時はこの脚気と結核が、二大国民病で多くの人の命が失われていった時代だったのです。

この脚気ですが、現代では死語になったと思われているようです。しかし、四年ほど前、ある高齢者が副食を摂らず、白米のみを食していて発症したと報道された例があります。

高齢者の一人暮らしで、次のような症状が長期にわたって現れる場合には、脚気を疑い、日ごろの食生活を見直してみる必要があります。

まず、多発性神経炎といって体のあちこちの末梢神経が侵されます。それから脈が非常に遅くていわゆる徐脈が続く場合、また物忘れが多くなり心がいつも不安で、しばしばうつ状態に陥るなどの症状がある場合には、ビタミンB_1欠乏症が考えられます。

このビタミンB_1の欠乏が高じると症状は悪化し、筋力が減退し、体に力がなくなり、知覚にも異常が発生してきます。さらに悪化すると、神経や筋肉の麻痺が現れてきます。ここまでくると、脚気の疑いが濃厚になります。

この脚気が恐ろしい点は、心不全を起こし末梢神経のはたらきを奪っていくことです。そして、最後は脚気衝心《かつけしょうしん》といって心臓の機能が低下していき、死に至ります。

脚気であるかどうかを診断するには、打腱器という器具が昔から使われてきました。それは足を組んで、膝のすぐ下の部分を打腱器で叩いて、足が反応して動くかを右と左で交互にテストします。この刺激でもまったく反応しない場合には、脚気の疑いが濃厚になります。

この検査方法を膝蓋腱《しつがいけん》反射テストといいます。今でも内科や外科、それに整形外科などでよく行われて、体の反射機能が十分かどうか調べることが行われています。脚気の治療法はただひとつ、ビタミンB_1を補給することに尽きます。

平成九年（一九九七年）、厚生省（今の厚労省）は点滴などの補液にビタミンB_1を追加するように通達を出しました。高カロリーの輸液のみで栄養を摂っていた患者の中に、ビタミンB_1不足で死亡を含む脚気の重症例が出たからです。

こうしたことから考えてみても、決して江戸わずらいが過去の病気ではなく、この超高齢化社会では頭の片隅におかなければならない病気のひとつだといわなければなりません。

ビタミンB_1は、成人男性で一日約一・四ミリグラム、女性で約一・一ミリグラム摂取することが望ましいとされています。

ビタミンB_1が豊富に含まれている食品は、豚ヒレ肉、うなぎの蒲焼、鶏レバー、紅鮭、大豆、玄米ご飯、ナッツ類などです。

若者にしろ、高齢者にしろ、一人で生活している場合には、ともかくビタミンB_1の摂取に気を付けなければならないことを肝に銘じておきたいものです。

おにぎり一個で認知症防止

不幸にして妻に先立たれた人や、離婚、別居などという状態になっている人を励ますために、「朝食だけは、おにぎり一個でもいいから、まず米の飯を食べなさい。それが、元気を取り戻す元になる」と私はよく話すことがあります。

実は、孤独な生活になっても、絶対に口にしなければならない食品があるのです。これだけは守らなければ、余生を健康に過ごすことはできないという食品です。

それは、炭水化物です。

ご飯でもパンでも、あるいは麺類でもよいのですが、一人になった時、まず一日の食事の基本は炭水化物を摂取することです。これを怠ると、脳のはたらきがスムーズに行われなくなります。脳細胞のカロリー源は、ブドウ糖であることを認識しておかなければなりません。

補給するエネルギーが不足してくると、めまいがしたり、頭のはたらきが自分でもわかるくらい鈍くなったりすることがありますが、これは明らかにブドウ糖の摂取不足です。

糖を含んでいるのは、炭水化物と呼ばれている穀物類です。つまり、日本食の中心でもあるお米を摂取することが食事の基本なのです。

お米には、うるち米一〇〇グラム当たり、炭水化物が七七・六グラム含まれています。したがって、脳が正常にはたらくためのカロリーを補給するには、身近なところにあるお米が一番手っ取り早い食品ということになります。

お米は、圧倒的に糖質が多く、脳にとって大切な食材である上、タンパク質、ミネラルとして、鉄、カルシウム、リン、ナトリウム、カリウムなどを含んでいます。また、ビタミンのB_1、B_2、ナイアシン、それに脂肪も若干含まれています。すなわち、非常に栄養価に富んだ食品です。

古来、日本人はお米とは切っても切れない暮らしをしてきました。ごくありふれたことを表現する「日常茶飯事」という言葉からも想像できるように、お茶を飲み、飯を食べることは、まさに家庭において毎日見られる光景だったのです。

ここで、「米」という字がどれくらい我々の生活と密接に結びついてきたか、普段よく使われる文字から探ってみることにしましょう。

思いつくままに挙げるだけでも、「糖、粕、粉、粒、粗、粥、料、粟、糀」とたくさんあります。

これらは、「米」という字がついた漢字のほんの一部を挙げただけなのですが、我々の生活に欠かせない言葉として使われているものも多く、調べてみると米と人との関わり合いの歴史を、まざまざと見せつけられる思いがします。

そして、これらの文字を見つめていると、そこには米と長年付き合ってきた人間の食生活の知恵、あるいは暮らしと深い関わり合いのある文字の意味を、感じとることができると思います。

ビタミン〝エース〟で活性酸素を抑えよ

我々の体は、酸素がなければ命を維持することはできません。大気中の酸素を吸い、炭酸ガスを排出してガス交換を行いながら、体中の細胞が生きています。しかし、このなくてはならない酸素は、そのごく一部が強力な酸化作用を持った活性酸素という有害な物質に変化して、体に様々な影響を及ぼすことがわかっています。その量は、肺に吸い込んだ酸素の約二パーセント程度に過ぎないのですが、この活性酸素の量が多いか少ないかによって、我々の体は、極めて大きな影響を受けています。

体内で発生した活性酸素には、体に侵入しようとする細菌やウイルスを死滅させるはたらきがあります。またがん細胞に対しても、その成長を阻害する威力を発揮します。つまり、人体にとっては大変有益な物質であることがわかります。

しかしその一方で、体内の活性酸素があまりにも増えると、今度は逆に細胞や血管を攻撃して、動脈硬化を進行させるというはたらきに変わります。

実は、これが人体の老化の最大の原因なのです。つまり、八〇年九〇年という長い年月を、このわずかな活性酸素に晒され続けると、体の中の細胞や組織の老化現象に拍車がかかることになるのです。

人体にとって活性酸素はまさに諸刃の剣なのです。

したがって、この活性酸素の発生をいかにして防ぎ、また減少させるかということが、老いを遅らせ、いつまでも体を若々しく保つために重要なことなのです。活性酸素の発生を防止するためには、いわゆる「抗酸化作用」を有する食品類を普段から摂取することが大変効果的で、ビタミンA、ビタミンE、ビタミンCなどが役立ちます。

AとEとCを並べ替えればACE。まさにビタミンの〝エース〟なのです。

免疫力を維持し、活性酸素の発生をコントロールするためには、普段我々が食卓に並べている食材を継続して摂取するよう心がけることが非常に大切なのです。

おふくろの味で貧血を防げ

貧血という言葉は、日常会話でもよく使われます。友人仲間などで顔色が悪い時、貧血ではないかと心配されることがあります。

貧血とは、医学的には、血液中の赤血球が減少し、血色素と呼ばれる鉄を成分とするヘモグロビンが減少した状態のことをいいます。

症状としては、顔面蒼白となり、めまい、動悸《どうき》、冷や汗、倦怠感などが現れ、重くなると失神することもあります。また、脳貧血は、脳を流れる血液が一時的に不足した場合に起こります。

高齢者の貧血では、この血液の異常が発生する原因として重大な病が潜んでいることが多いので、今述べた症状がしばしば起こった時には注意が必要です。

では、どのような食品をどれくらい摂取すれば、鉄欠乏性貧血にならないで済むでしょうか。

成人男性では、一日に約七・五ミリグラムの鉄分が必要です。女性の場合には更年期の前後でその必要量は変わってきますが、それでも約一〇・五ミリグラムは摂らなければなりません。

しかし今日明日、鉄がたっぷり含まれたものを食べたからといって、それがすぐへモグロビンの増加に役立つわけではありません。とにかくマメに意識して、不足しないように注意することが大切なのです。

鉄の含まれている食品は数多くありますが、同じ食品でも乾燥した状態で保存してある食品に含有量が増加しています。中でも、からすみや干しアワビなど高価な食材に多く含まれています。また人によって好き嫌いがありますが、くさやにも多いことが知られています。ですから、日本人が古くから取り入れてきた食材を、積極的に食べることをお勧めします。それらの食品を列挙してみましょう。

ひじき、きくらげ、切干大根、煮干し、干しエビ、乾燥大豆、高野豆腐、油揚げ、ゆば、納豆、青のり、焼きのり、とろろ昆布、えんどう豆、枝豆、そら豆、豚レバー、鶏レバー、しじみなどなど、枚挙に遑《いとま》がないくらい鉄含有の食材はたくさんあります。

これらの食材を毎日食卓に並べて食べていると、鉄欠乏性貧血に陥る心配は少なくなってきます。

血液中の鉄の基準値は男性で四五マイクログラム／デシリットル以上、女性で四〇マイクログラム／デシリットル以上となっています。

貧血の予防のためには、ひじき、切干大根、高野豆腐などが鉄含有量も多く理想的です。これらはいわゆる「おふくろの味」として、誰もが子供のころからなじみ深いおかずです。

おふくろと離れて暮らすようになっても、その懐かしい味を思い出して食べることは健康に一番効果があると思われます。

また、大豆製品には味噌をはじめとして鉄分が多いので、味噌汁もお勧めしたい鉄摂取法のひとつです。

〃素食〃でサビない体へ

高齢になったら、食事は食べすぎずに、できれば粗食が良いということを信じている人もいるようです。

しかし、それは間違っています。高齢になっても、体が必要とする栄養素を十分に摂らなければ、寿命を全うすることはできません。

粗食というと、肉も魚も食べないで、できるだけ質素な食事をするという意味ですが、そんなことをしていると、体力はもちろんのこと、細菌やウイルス、あるいはがん細胞とたたかう免疫力を保つことは困難になってきます。

七〇歳から八〇歳の人が死亡する原因は、第一位が悪性腫瘍、第二位が心疾患、第三位が脳血管疾患、この後に肺炎が顔をのぞかせるようになってきました。

つまり、長生きすればするほど、悪性腫瘍や肺炎という感染症とたたかっていかなければならないのです。

これまでに、いかに栄養を摂ることが長生きするために大切か、ということを説明してきましたが、平均寿命が一〇〇歳に近づくほど栄養のバランスはよほど意識して摂取するようにしないと、身体の老いに栄養が追いつかなくなってくる可能性があります。

一〇〇歳まで長生きしている人のカロリー摂取を見てみますと、一日の摂取量は約一六〇〇キロカロリーから一七〇〇キロカロリーくらいだと推測されます。

このうちの一二〇〇キロカロリーは、基礎代謝量といって、安静にして寝ている状態でも絶対に摂取しなければ生命を維持できないカロリーなのです。

この必要摂取量に加え、起きている間に必要なカロリーとして、最低でも五〇〇～六〇〇キロカロリーの熱量が必要です。

ちなみに、七〇歳の男性の基礎代謝量約一二九〇キロカロリーのうち、体の各臓器が消費するカロリーは次の通りです。

脳：約二六〇キロカロリー、心臓：約一一六キロカロリー、肝臓：約二七〇キロカロリー、腎臓：約一〇〇キロカロリー、骨格筋：約二八三キロカロリーです。

こうしてみると、脳細胞が総カロリーのうちの約二〇％というかなりのカロリーを消費していることがわかります。

年を取っても頭のはたらきを正常に保つためには、かなりのカロリーを摂取しなければならないということがわかります。

もちろん年を取ったら飽食はいけません。食べすぎると胃腸の負担が大きくなり、消化に大きな影響力を持っている肝臓や胆囊《たんのう》、膵臓などの負担も大きくなってくるからです。

したがって、古来食習慣として言い伝えられてきた腹八分目の教えは、この現代の高齢化社会でも守るべきものなのです。しかし、粗食では寿命を一〇〇年も保つことは非常に難しいということだけは理解しておきたいものです。

それでは、腹八分に保ちつつ、必要なカロリーを摂取するためには、どうしたらよいのでしょうか。

そこで必要な考えが、「粗食」ならぬ「素食」です。

素食とは、体になくてはならない栄養素を満遍なく含んでいる食事を毎日食べることです。

そのためには三大栄養素のタンパク質、脂肪、炭水化物をバランスよく摂り、かつビタミン類とミネラルを意識的に摂るようにすることが必要なのです。三大栄養素に関しては、お米や肉、魚、それに大豆製品を食べると、それほど不足することはないと思います。

しかし、ビタミン類やミネラルはよほど積極的に野菜や果物、それに海藻類の料理を食卓に並べるようにしないと不足しがちになります。

三大栄養素はもちろん体の基礎を築くために絶対に必要な栄養素ですが、ビタミン類やミネラルは体の老化を防ぎ、いつまでも若々しい肉体を維持するために、なくてはならない栄養素なのです。

旬の食材を食べよ

我々の体を外敵から守るために、体には色々な防御機構が存在します。その中核を成しているのは、免疫細胞です。たとえば、血液の中のリンパ球に存在するNK細胞、T細胞、B細胞やマクロファージ、それに腸内細菌による腸内フローラなどが、その仲間です。

これらの免疫細胞もまた生体の一部ですから、命を維持するためには、言うまでもなく、三大栄養素とビタミンやミネラルが大切です。

とはいえ、具体的にどのビタミンがどのように免疫細胞にはたらくか、ということを八〇歳九〇歳になった人に、老眼鏡をかけて具体的に勉強して欲しいとは言えません。

なにはともあれ、栄養のありそうなビタミンのたっぷりと含まれた、また良質なミネラルの入っていそうな食品を、好き嫌いせずに食べることが一番なのです。

たとえば、我々が日常的によく口にする野菜や果物を挙げてみましょう。人参、かぼちゃ、ほうれん草、小松菜、ピーマン、赤ピーマン、ブロッコリー、じゃがいも、さつまいも、トマト、苺、みかん、柿などです。

この中でもβ－カロテンの含まれる、人参、かぼちゃ、ほうれん草は高齢者でも簡単に調理できる野菜であり、しかも免疫力を高めますから、ぜひ常食したい食品です。

これらの食材には「旬」の時期があります。その時期には、栄養素がたっぷりと含まれています。したがって、食材は旬のものを選んで手に入れて調理すると、免疫力を高める成分を十分に摂取することができます。

最近は、優れた調理用具もたくさん出ています。きんぴらごぼうの人参やごぼうの千切りも、そうした器具を使えば簡単です。

ごま油で炒めて濃縮だしで味を付け、炒りごまをふりかければ、立派な一品になります。濃縮だしは、市販のもので十分です。

また、かぼちゃは固くて切れないという人には、カット野菜が便利でしょう。一人暮らしの場合、カット野菜は使う分だけ購入できるのでかえって経済的、と言う人も多いようです。

ほうれん草も、カットしてからゆでれば、まな板の上で広げる手間が省けるでしょう。ただし、根っこの部分はよく洗ってください。

よく考えてみると、今挙げた食材は我々が毎日のように口にしているものばかりです。この毎日の食事の中にこそ、免疫力を保つ秘密が隠されているのです。その食材の栄養効果を最大限に引き出すためにも、「旬」の食材を意識して選択して食べるようにして欲しいものです。

性欲はスルメイカで磨け

男は、いくつになっても女性に対する好奇心を失うことはありません。若い女性にモテたいという願望も、体が元気なうちは多くの男性が持っていると言ってもいいでしょう。しかし、その願望も年老いてくると次第に薄らいできます。どのようにしたら、男性の性欲や精力をいつまでも若々しく維持することができるのでしょうか。

男性は、睾丸のはたらきが低下してアンドロゲンの分泌量が少なくなると、とたんに元気がなくなってしまいます。なにごとに対しても意欲が低下し、性欲が著しく減退します。まず、これを防がなければなりません。

そのためには、睾丸から分泌されるアンドロゲンを減少させないように努力することが必要です。アンドロゲン分泌のうち九五%を占めているテストステロンは、男の闘争心をかきたて、性欲を盛んにし、生きる力を与えてくれます。

このテストステロンを作り出す原料は、実はコレステロールなのです。コレステロールは動脈硬化などの元凶といわれており、確かに多すぎると老いを早める原因となりますが、一方では、男らしい肉体を維持するために、なくてはならない物質でもあるのです。

したがって、男が孤独になったら、食生活の中でもこのコレステロールがたっぷりと含まれた食品を摂取しましょう。そのことで、テストステロンの分泌が盛んになり、脳や性中枢などのはたらきも活発になります。

コレステロールは、スルメイカ、鶏卵、鶏豚牛などのレバー、いくら、たらこ、数の子、子持ちししゃも、あわび、アンコウの肝、しらす干し、サクラエビなどに多く含まれています。その中でも、スルメイカにはダントツと言ってもいいほど、コレステロールが多量に含まれています。

ぜひ、こうした食品を意識的に摂取して、男らしさを復活させるために食卓に並べたいものです。

睾丸を鍛える革命的治療法

今年八三歳になる知人は、睾丸を鍛えるために長年独自の訓練法を実施しています。それは、金冷法です。一日一回お風呂に入った時に、シャワーで睾丸を冷やします。そして、その後熱いお風呂に体を浸します。

十分に体が温まったところで、もう一度シャワーを下半身に浴びます。それから再び湯船に浸《つ》かります。この行為を三、四回続けると、見違えるほど男性のシンボルが息を吹き返すのだ、と言って、得意然とした顔をしています。

年が年ですから、入浴中のこうした行為は危険ではないかと注意したこともあるのですが、彼は頑として自分の主張を曲げようとはしません。

もっとも、睾丸は約三度、他の部位よりも体温が低い部分です。したがって、睾丸からのホルモンの分泌を活発にするためには、低体温に保っている方が効果的だということは考えられなくもありません。

しかも彼はこの金冷法を実施するにあたって、血圧と脈拍の測定は怠ったことはないと言いますから、長年注意しながら行ってきたのでしょう。私はあえて反対しないことにしています。

その後、この知人の睾丸活性法をある国会議員に教えたところ、彼は「睾丸は冷やすに限る」と勘違いしたのでしょうか。翌日から、バケツに氷水を入れてその中にどっぷりと男性のシンボルを浸けて冷やしたらしいのです。

ひと月ほど経ったころでしょうか。ある時、「金冷法は大変に効果があるけれど、ちょっと体調がよくないので診察して欲しい」と言って訪ねてきました。

請われるままに下着を脱がせ、よく見ると、睾丸を包んでいる陰囊と呼ばれる袋の部分にしもやけがたくさんできていました。それを治すのに、ややしばらくかかったことを今でも思い出します。

なにごともやりすぎると害が生じます。年を取ったら無理をせずに、スルメを炙《あぶ》って酒の肴《さかな》にするくらいにとどめておいた方がよいかもしれません。

孤独に勝つ食の極意　十則

一　雑食主義を貫け

体に忍び寄る細菌やウイルスなどの外敵に打ち勝つためには、免疫力を強くしておかなければなりません。免疫力は、口から摂取する食物によって養われます。肉、魚、野菜、果物、何でも食べることが免疫力アップに役立ちます。

二　卵は一日二個

卵二個（約一〇〇グラム）の中には約一五〇キロカロリー、タンパク質が一二・三グラム、脂質が一〇・三グラム含まれています。コレステロールも四二〇ミリグラムとたっぷり入っています。孤独な男は、卵を主菜にすれば、相当な栄養素を摂取することができるはずです。

三 亜鉛で精力を保て

男子の精子の製造には、亜鉛が欠かせません。亜鉛は「セックスミネラル」と呼ばれるほど、性機能に関わる重要なミネラルです。亜鉛は、特に生ガキに含有量が多いです。積極的に摂取しましょう。

四 サバとサンマとキンキは毎日食え

これらの魚には、EPA、DHAなどのオメガ3の不飽和脂肪酸が多く含まれています。黄金サバはすでに紹介しましたが、サンマやキンキもまさに動脈硬化を防ぎ、生活習慣病を防ぐ、王様クラスの魚なのです。

五 残り物はすべて味噌汁へ

朝の味噌汁はできるだけ具沢山にするのが、健康に役立たせるコツです。前の晩の料理で残った野菜やきのこ類、豆腐、かまぼこ、油揚げなどを適宜、鍋の中に入れるだけで、立派な栄養料理の一品になります。

また、具としてお勧めしたいのがマイタケです。マイタケにはマイタケプロテアーゼというタンパク質分解酵素が含まれています。この酵素には血糖値の上昇を抑えるはたらきがあり、糖尿病予防に役立ちます。一人暮らしの高齢者が気付きにくい病気のひとつですから、こうした食材を毎日摂ることは健康に役立ちます。

六 味付けには酢を使え

日本人の食塩摂取量は、成人男性が一日八グラム未満、成人女性が七グラム未満が望ましい、というのが厚生労働省が平成二十七年（二〇一五年）に発表した数値です。

しかし魚や野菜を多量に摂取する我々日本人には、この八グラムという数字は相当厳しいものだと思います。

そこで、食塩に代わって料理の味付けに酢を使うことは、減塩をするためにも大変役立ちます。実際に、なますをはじめとして、酢の物やピクルスなど、酢を使った料理の品数が増えると、塩分を減らした薄味も気にならなくなります。

七 ぬるぬる食品で精力アップ

孤独になると、とかくモチベーション（意欲）が低下し、また性欲も減退していきます。こうした時には、ぬるぬる物質が含まれている食品がスタミナ増強に役立ちます。オクラ、山芋、里芋、モロヘイヤなどは、ムチンという成分が含まれており、ぬるぬる物質の含まれる代表的な食品です。

また、ねばねば食品も大変有効です。その代表格はやはり納豆でしょう。古来、男性の精力アップに役立つといわれているこれらの食品を、ぜひ孤独の食卓に並べて、女性の魅力を胸に描きながらじっくりと味わって食べたいものです。

八 サケは体の錆止め

サケの赤身には、アスタキサンチンという色素が含まれています。この色素には、抗酸化作用があります。サケの他では、オキアミ、エビ・カニの甲羅、キンキ、筋子、いくらなどにも含まれています。活性酸素による体の錆《さび》を予防し取ってくれるのが、アスタキサンチンです。サケを食事のメニューに加えると、体の老化を防ぐことができるのです。

九 月に一回は会席料理

魚と肉の料理を同時に食べることは、健康を維持するために大変役立ちます。魚のオメガ3などの不飽和脂肪酸が肉のコレステロールを減らしてくれます。そうすることによって、肉のエキスを十分に摂取することもできるようになります。

会席料理メニューと言えば、突き出し、酢の物、刺身、焼き魚、野菜の煮物、天ぷら、肉料理となるでしょうか。こう並べてみると、実にバランスの良い料理です。孤独の環境にならざるを得なくなった人は、月に一回でもよいので、こうした栄養バランスの良い料理をどこかのレストランで味わって欲しいものです。

十 男の手料理はラーメンから始めよう

男が一人で料理をするのは大変かもしれませんが、てっとり早く作れて、かつ満腹感を味わえる料理はラーメンです。インスタントラーメンに野菜とチャーシューを添えればそれだけで立派な一品になります。ぜひ覚えましょう。

第二章

男は女の長寿にあやかれ

〝さっちょん族〟の厄介な性欲

男性には、播種本能という、男性が男性たる所以《ゆえん》の特徴がある一方で、カマキリ症候群という哀れな結末を迎える悲しい側面もあるのです。

播種本能とは、とにかく動物が自分の子孫を残すために、メスを見つけると相手構わず繁殖行動を起こす本能です。人間も動物である以上、男はこの本能を体の中に秘めています。普段は、この本能を発達した大脳皮質の中の理性で抑え込んでいますが、どうにもその自制が効かなくなって、暴走する男もいないわけではないのです。

その一方で、カマキリ症候群といって、カマキリのオスが交尾後にメスの食料となって食べられてしまうように、女に体の芯まで征服されて、青息吐息で助けを求めるような状況に陥ってしまう男がいることも事実です。

その典型的な症状が、〝さっちょん族〟のAさんに現れたのです。Aさんが東京から札幌へ出向を命じられたのは、三年ほど前でした。Aさんは、三二歳という男盛りで、まだ結婚はしていませんでした。

こうした札幌に単身赴任する男性のことを、〝さっちょん族〟と呼んでいるのです。このような現象は、日本全国で見られます。大阪、福岡をはじめとして、日本中の大都市に年単位で出向を命じられ、家族と離れ離れに暮らさなければならないのが、サラリーマン社会の縮図とも言えるかもしれません。

男盛りの男性にとっては、この単身赴任は実に辛いものです。昼の間は仕事に追われて、単身赴任の寂しさなどは考えている暇はありませんが、夜になると、色々な欲望が目を覚まし始めます。

そのうち、若い男性にとって一番厄介なのは性欲です。

その性欲を処理するために、男は夜ごとネオン街に足を運ぶことになります。

若い男を酔わす七〇歳のテクニック

Aさんは、赴任して間もなく、馴染みの店ができました。また、性欲を満たしてくれる風俗店も何軒か行きつけの店ができました。彼は、風俗店が発行したサービスポイント付きの会員カードを持って、週末には北国の夜を満喫していましたが、マンションに帰るとなんとなく孤独の虚しさが胸を覆ってきます。

一人での夜遊びは恋というにはほど遠く、時々「俺はただのオスか」と自問自答を繰り返すようになりました。もうすこし、心を通わせられる優しい女性はいないものか。こんなちょいの間の性生活でよいものかという虚しさが、次第に胸の底からこみあげてくるようになりました。

そうした彼の心のうちを知ってか知らずか、行きつけのバーのママが、ある女性を紹介してくれました。

その女性は、最初に会った時は、六〇歳くらいに見えました。Aさんの年を考えると、お母さんか叔母さんのような存在です。後で知ったのですが、それは彼のとんでもない勘違いで、その女性の実年齢は七〇歳でした。

一〇歳も若く見えるほど、本当に肌艶も良く動作も機敏で、声を聞いているだけでは、六〇歳どころか四〇歳にも思えるのです。

隣に腰を下ろした彼女を見た瞬間、Aさんは心を動かされました。この女性となら、心の安らぎを感じる一夜を送れるかもしれない。そして二人が意気投合して、一緒に夜を過ごすようになるのに、そう時間はかかりませんでした。

そして、愛の交歓を始めた瞬間、彼はこの世に、このような素晴らしいテクニックを持った女性が存在することに驚嘆し、全身に鳥肌が立ちました。彼女は素股の名手でした。彼女の優しい仕草、手つき、思いやり、言葉遣い、そのどれもが彼を有頂天にさせずにはいませんでした。

その夜からというもの、彼は完全に彼女の虜《とりこ》になりました。一緒に夜を過ごしている時には、年齢差などどこかに飛んでいってしまいます。

彼は、生まれて初めてこの世に恋というものが存在し、また性愛というものが存在することを肌で感じて、当分は〝さっちょん族〟でいたいと願うのでした。

それから一年後、不幸が訪れました。彼は東京の本社に呼び戻されたのです。何よりもこの転勤命令で辛かったのは、この一年付き合ってきた七〇歳の女性との別れでした。

彼は東京に戻ってからも、札幌での夜を決して忘れることはありませんでした。そして月に一度は必ず格安の航空券を予約して、風が吹こうが吹雪になろうが、どんな悪天候になろうとも飛行機に乗り、今も札幌に通い続けています。

女性は高齢になっても衰えないこと、男はその女性にあやかることを考えた方がいいということを示す象徴的な例として、今でも強く印象に残っています。

長生きの秘訣は女の体が教えてくれる

現在、人類の平均寿命を見ると、男性よりも女性の方が、圧倒的に長生きです。これは日本だけではなく世界共通の現象です。

我が国の直近のデータでは、男性が八一・〇九歳、女性が八七・二六歳です。つまり、男性は女性に約六年と大きく水をあけられています。

このまま平均寿命が推移すると、女性が一〇〇歳に達した時、日本の社会では、周りに同年代の男性の姿がほとんど見られなくなるのではないか、とさえ思われる数字なのです。

なぜ、女性の方が男性に比べて圧倒的に長生きだという現象が続いているのでしょうか。

それは、長生きするようにという自然の庇護の下《もと》で、女性は生きているからに他ならないからです。

その特別な計らいを受けている女性と、そうではない男性が結婚し、共に暮らしていくことが、人類始まって以来の自然の摂理です。

そうであるならば、よほど男性が生存することに執着しないと、女性の生命力に太刀打ちできなくなります。

もちろん、人の寿命は予測困難ですから、すべての男性が妻に先立たれるとは限りません。しかし、世の男性は、自分が生き残った場合のことを考えておく必要があります。

一人になってストレスを抱えがちになっている男性が、生きることに執着し、女性の生命力に太刀打ちできるようになるためには、まず、生命力にあふれている女性の体の研究をしっかりとしてみなければならないのです。

卵巣ホルモンを熟知せよ

女性が男性に比べて長生きできる原因のひとつは、主として女性の卵巣から分泌されている女性ホルモンによるものと考えられています。このホルモンには、主成分として知られるエストラジオールをはじめ、エストロン、エストリオールなどが含まれ、これらを総称してエストロゲンと呼んでいます。

女性はこのホルモンによって、若い時には女性の美しさを発揮するために大きな恩恵を受け、また妊娠・出産という子孫を残す大切な時期には、体の健康状態を保つために、計り知れない多くの作用を受けているのです。

特に、エストラジオールには、脂肪合成を盛んにするはたらきがあります。このはたらきによって、女性は適齢期になると皮下脂肪をはじめとして体中に脂肪がついて、まろやかで色白な弾力性のある女性らしさを醸し出します。

また、皮膚の含水量を増加させるはたらきもあります。皮膚の中に水分量が増えると、皮膚全体に張りが出て、女性の肌がみずみずしさを示すようになります。それに加えて、唾液腺、涙腺、その他、体の分泌液を出す色々な分泌腺のはたらきが活発になりますから、女性の美しさはますます増すことになるのです。

さらに、エストラジオールは、悪玉コレステロールを減少させ、善玉コレステロールを増加させるという作用があるので動脈硬化を防ぎます。四〇代までは、女性に心筋梗塞や狭心症が男性に比べて少ないという背景には、こうした女性ホルモンの作用が大きく貢献していると思われます。

その他、エストラジオールは骨の代謝にも大きなはたらきをしており、エストラジオールの分泌量が減ると、骨そのもののカルシウム量が減少して骨粗鬆症《こつそしょうしょう》になりやすくなります。

また、女性らしさのシンボルのひとつである乳房についても乳腺の発達を促します。さらに、生理にも重要なはたらきをしていて、卵巣からの排卵をコントロールしています。もちろん、性欲を維持し高めることにも関係しています。

女の性欲は八〇過ぎても衰えない

女性は五〇歳前後になると、卵巣からの女性ホルモンのエストロゲンの分泌が減少し、その影響でいわゆる更年期に差し掛かり、色々な症状が現れてきます。それらの症状は、ほとんどが自律神経失調症によるものです。たとえば頭痛、めまい、肩こり、冷や汗、食欲不振、動悸、それに生理不順などが起こります。

この更年期になると、女性の性欲や精力も減少してきます。そのため性に対する関心がなくなるのではと考えられがちですが、決してそんなことはありません。

アメリカのモージス博士は、男女の精力について調べてみました。そのデータの基本になっているのは男女の性的現象です。たとえば男性では朝立ちがあるか、射精ができるか、性交後の回復はどれくらいの期間が必要なのか、また女性の場合にも同じように、性欲や性行為に対する関心や反応などについて詳しくデータを収集しました。

それによると、男性の精力のピークは二五歳前後であることが明らかになりました。この年齢を過ぎると急カーブを描いて減少していきます。

五〇歳を過ぎると男性の精力は極端に低下し、ゼロにはなりませんが、肉体の衰えは目を覆うものがあります。

一方、女性のピークは三〇歳前後です。そして三〇歳を過ぎると減少し始めますが、そのカーブは実になだらかで五〇歳、六〇歳と年を取っても精力の強さはあまり変わりません。八〇歳になっても精力は健在です。

そしてこの世を去るまで精力は維持される、とモージス博士は指摘しています。

これは江戸時代、大岡越前守が母親に対して、「女性の性欲はいくつくらいまで持続するものだろうか」と問いかけた時、母親が黙って火鉢の灰を火箸で掻き回して見せた、というエピソードでよく知られている通りです。つまり、女性の性欲は灰になるまで続くというのが、どうやら現代社会でも定説なのです。

なぜ更年期がきてエストロゲンの量が減少しても、女性の性欲は激減しないのだろうか。理屈に合わないではないか、と思われるかもしれません。しかし、現実は学問通りにはいかないのです。

確かに更年期がくると、エストロゲンの量は減少しますが、女性の体内には微量ですが男性ホルモンのアンドロゲンも存在しています。

そしてなんと、エストロゲンが減少するのと相対的に、アンドロゲンの量が多くなっていくのです。

この現象により、女性は更年期を境にして、若い時よりも体は筋肉質になり、背中や腕にたくましさを増してくるようになります。

つまり、女性は更年期を過ぎたころから、女性らしい体つきに、男のたくましさが加わってきます。すべてはホルモンの影響によるものなのですが、この男女両性ホルモンのおかげで、五〇～六〇代にかけて女性は大変魅力的になってくるのです。

手のひら「ふっくらしっとり」は手放すな

男は配偶者との死別や離婚、あるいは別居などというアクシデントに見舞われると、非常に短命になることは今までも述べてきた通りです。

そこで、男性を不幸のどん底に陥れたり、孤独な境遇に追いやったりすることのない女性を見つける、とっておきの医学的な手相術をご紹介いたします。

女性ホルモンの総称であるエストロゲンは、全身の皮膚にはたらいて男性には想像もできないような美しい手を作り出します。このホルモンがはたらくと、手のひらの母指球《ぼしきゅう》といわれる親指の根元や、小指球《しょうしきゅう》と呼ばれている小指の根元がふっくらと色白になってきます。

それだけではありません。さらにその柔らかみが手のひら全体に広がり、手のひらに続く指の辺りも肉付きが良くなります。

このエストロゲンは皮膚を薄くするはたらきもありますから、皮下の脂肪組織が透けて見えるので、色白に見えるようになります。

それと、皮膚の含水量が増えてきますから、手全体に張りがあり、手のひらがいつも汗をかいたようにしっとりしてきます。

このホルモンによる手のひらの変化が、将来の幸福な生活を占う大切な証拠になりますから、自分の伴侶として決めるかどうか決断がつかず迷っている時には、まず女性と握手してみることをお勧めいたします。

そしてもし手があたたかくふっくらとしていて、さらにしっとりと濡れていて、握手を終えた後も自分の手のひらに、その女性の汗のような水のしずくの痕跡が、ジュワーっと残っているようであれば、伴侶として合格です。

必ず幸せな将来を約束してくれるに違いありません。

まず、この手のひら診断でわかることは、脂肪の代謝が非常にうまくコントロールされているということです。この傾向は手のひらだけではありません。脂肪がよくのっている乳房も十分に発達しているはずですし、女性らしくしとやかで、かつ素晴らしい夜を演出してくれるに違いないのです。

ともかく、手のひらが色白で柔らかく、なおかつしっとりと濡れた女性を見逃す手はありません。

その逆に、適齢期になっても手のひらがカサカサして乾いている場合には要注意です。

もっとも、年が若いのに生活苦で炊事洗濯に追われ、また肉体労働などで過酷な仕事についている場合には、手のひらはもともとの美しさと弾力を保つことはできないかもしれません。その場合は手のひらだけで女性を誤診してしまうおそれがありますから、もうひとつとっておきの診断方法を教えておきましょう。

それは、女性の顔の小鼻の発達と唇の肉付きを観察することです。

小鼻も唇も骨がなく、非常に脂肪の付きやすい場所なのです。したがって女性ホルモンの分泌が盛んであれば、小鼻の部分にふっくらと肉が付いているはずです。それから唇には脂肪が付くと、従来ある縦じわが浮き出て見えてきます。これは脂肪ののりが十分であることの証明になります。

とにかく、小鼻がふっくらとしていて肉付きが良く、しかもよく締まっていて、さらに唇に縦じわがはっきりと見えている女性は、手のひらと同様に肉体の女性らしさを証明していると思って、まず間違いありません。

ただ、唇に縦じわが多い女性は女性ホルモンの分泌が盛んで、卵巣からの排卵も順調にコントロールされているはずですから、非常に妊娠しやすいと考えなければなりません。

こうした女性と目を閉じて愛の口付けを交わす場合には、将来の結婚の約束を交わす決意が必要です。決して浮気心で接してはいけません。

男の寿命は手の色でわかる

男性の手も、健康診断をする上で大変役に立つ部分です。

まず、男の理想的な手は手全体の肉付きが良く、握力が強くたくましいことです。それが健康の証でもあります。

ただし、手のひらが常時赤い場合、健康に何らかの赤信号が灯《とも》っていることが多いので、注意しなければなりません。

医学的にはこれを手掌紅斑《しゅしょうこうはん》と呼んでいます。

これは、女性の手のひらでも説明した通り、母指球と小指球と呼ばれる一番肉付きの良い部分が真っ赤に色づいていることをいいます。この紅斑の特徴は指で押せば色が消え、指を離すとまた真っ赤な色に戻ることです。これは飲酒が原因で起こる、肝臓疾患が起きている時に、しばしば見られる症状です。

特に肝硬変の場合には、継続的に現れます。さらに病状が進むと、指の付け根全体が真っ赤になり、指先も同様に赤くなります。

なぜこのように手のひらが赤くなるかといいますと、ホルモンの分泌量の変化の影響で、毛細血管に異常が起こるからだと考えられています。その結果、動脈と静脈の吻合《ふんごう》が手のひらでも起こり、動脈血が皮膚の表面近くを流れるようになるためだといわれています。こうした手の症状を無視して、毎日酒を浴びるように飲み続けていると、やがて肝臓が取り返しのつかない状態に陥ってしまうことになります。

そんな状態になってしまうと、やがて女性が取り残されて、寂しい思いをするようになりますから、男性としては結婚した責任上、健康には留意しなければなりません。

〝あげまん〟は毛深い女？

これらの基本的な知識を得たところで、男にとって理想といえる女性はどのようなタイプなのか、考えてみることにいたしましょう。

俗に「毛深い女は深情け」などと古くからいわれていますが、多少男性ホルモンの分泌が盛んで毛深く、性的に強い女性も確かに魅力的です。

しかし、世の男性が求める女性の理想的な姿は、心も体もいかにも女らしさを醸し出しているタイプの人ではないでしょうか。その典型的な女性のタイプは〝あげまん〟といわれています。

〝あげまん〟とは、男性の運気を上げる女性という意味でよく使われます。

こういう女性の存在についてお話をすると、はたして、そのような女性がこの世に存在するのだろうかと、世の男性の中には生唾を呑《の》み込んで身を乗り出す人がいるかもしれません。

ご安心ください。実は、案外身近なところにいるものなのです。まず、〝あげまん〟の第一の条件は、ヒステリーを起こさず心が穏やかな人です。そういう人であれば、男の心を安らげることができます。

また、男が仕事などで失敗しても、褒め言葉で慰めてくれる人も〝あげまん〟といえます。さらに、なにごとにも不平を言わず、床上手であることなども条件のひとつに入れておかなければなりません。

そういう女性に出会えたならば、男性は孤独な生活を忘れてしまい、孤独感を味わうことも少なくなっていくのではないでしょうか。そうなれば、一〇〇歳まで生きる望みも大きく膨らんでいくことでしょう。「幸せだった」と言って最期を迎えることも夢ではなくなります。

長寿を守る女の体の極意　十則

一　富士額、三日月眉の女を探せ

富士額は、前述したエストロゲンの分泌が順調で、その生理作用が額にも表れたものです。産毛の生え方や毛髪の成長と共に美しい額を醸し出します。次に、眉は三日月眉です。左右に流れるような眉が顔の肌の白さを引き立てます。さらに、小鼻は小さくかつふっくらと肉が付き、唇はおちょぼ口で脂肪ののりがよく、縦じわがくっきりと見えるのが良いでしょう。

人中《じんちゅう》と呼ばれる鼻から唇にかけての中央に存在する溝は、あくまでも慎ましく、けわしい溝を刻んでいないこと、そして顔には笑みを絶やさず、華やかな口元からは女性らしい美しい声が漏れること、こうした女性がそばにいるだけで男性の運気は高まります。

竜宮の色が流れる女を伴侶にしよう

竜宮とは、あの乙姫様と浦島太郎の物語で知られている、水中に存在するという伝説の宮殿のことです。「竜宮の色が流れる」という言葉は、中国から伝来したもので、女性の目尻の辺りにほんのり紅色が流れるように差していて、大変あでやかでなまめかしい雰囲気を醸し出している様子をいいます。

医学的には、この目尻に紅が差す現象をフラッシュ現象と呼びます。女性が幸福の極致に達した時に毛細血管が拡張して血行が良くなり、胸や顔に現れます。

こうした女性は、一緒に暮らしている男性が病気で倒れた時にも、プロの看護師も及ばないくらいの優しさとテクニックで介護をしてくれて、最期の看取りまでしてくれるはずです。高齢になればなるほど、こうした相性の良い女性との出会いに幸せを感じたいものです。

三　女は心筋梗塞にかかりにくい

女性ホルモンのエストロゲンは、血液中のコレステロールをコントロールする作用があります。その結果、女性の血管は動脈硬化になりにくいという傾向があるのです。この自然が与えてくれたホルモンの恵みによって、女性の血管は守られており、心筋梗塞などの病気にかかりにくいのです。少なくとも、エストロゲンが十分に分泌されている更年期の前までは、男性に比べると心臓の発作で倒れる女性はあまりいません。

四　女は雪山で遭難しても男より助かる率が高い

女性の体は、男性に比べると非常に脂肪が多いのが特徴です。これはエストロゲンの、脂肪合成を盛んにする、というはたらきによるところが大きいのです。脂肪に包まれた体は、雪山などで遭難しても、低体温から内臓を守ることができて、命を失わずに済むのです。また、保温効果だけではなく、食料が底を尽きると、体は脂肪を燃やしてエネルギーを補給することができます。それに比べて男性は筋肉質なので、食料が摂れない状態に追い込まれると、たちまち命に危険が迫ることになります。

五　女の骨は子作りの間、強度を保つ

女性は子孫を残すために大切な存在ですから、その体を外敵や事故などから守るように、自然の摂理が至れり尽くせりの気配りをしています。更年期がくるまでの間、つまり、子供を作る能力が維持されている間は、エストロゲンが骨の代謝を正常に保つようにはたらき続けます。その結果、カルシウムなどの骨の成分が潤沢に補給されて、女性は骨折から身を守ることができるのです。

六 かぐわしき緑の黒髪の女は心も美しい

エストロゲンは、髪の毛を美しく発育させる力も持っています。その結果、ホルモンの分泌が盛んな女性は、緑の黒髪を風に靡《なび》かせてかぐわしき匂いをまき散らし、男の嗅覚と心をくすぐることになります。一方、エストロゲンは脳細胞にもはたらき、女らしい心を作るために大きなはたらきをします。したがって、髪の毛を見れば、その女性の心の優しさや思いやりが伝わってくるはずです。

七 年上の女房は宝くじを当てるつもりで探せ

昔から年上の女房は身代を築くのがうまいので、家庭が安泰になると信じられていたようです。したがって、『年上の女房は金の草鞋《わらじ》を履いてでも探せ』、また『姉女房は身代の薬』ともてはやされてきました。孤独になりやすい男性は、世話女房の第一候補である年上の女性のパワーにあやかってみるのも人生の生き方かもしれません。

八　甲状腺肥大は女性ホルモンのいたずらである

女性の体を守るために、エストロゲンは長い期間にわたって懸命に努力を続けているのですが、その反動として、女性の甲状腺を刺激して肥大症を起こさせるという作用をします。女性に甲状腺の病気が多いのは、このためです。早期に発見して治療しないと、長い老後の健康にも差し障《さわ》りが出てくるので、注意をしなければなりません。

九　キスは長寿の妙薬

唾液腺と愛液を分泌するバルトリン腺の中には、ムチンという良質の糖タンパク質が含まれています。夫婦和合と長寿のためには、このムチンの交換を毎日行うことが大切です。

十 女と鰹節は堅きほど良し

これは先人の教え。幸せな男女関係を保つためには、なんといっても貞操観念の強い「二夫にまみえない」女性が理想なのです。

第三章
色気は墓場まで持っていけ

「別れたら次の女」の悲劇

建設会社などで開催される安全大会の講師を紹介・斡旋する会社を経営しているCさんは、今年六八歳になります。一〇年ほど前に妻と離婚した後は、ひとり娘は妻が引き取り、彼は渋谷に会社を構え、一年中全国を駆け巡っていました。今までは仕事に追われ、一人暮らしをあまり気にしたこともなかったのですが、古稀《こき》を目前に控えて、近ごろはふと寂しさを感じるようになりました。

仕事帰りに立ち寄る行きつけのバーでは、よく昭和の歌謡曲を流しています。『ブルー・シャトウ』『ラブユー東京』、それに『長い髪の少女』など、どれも懐かしい歌ばかりです。

彼は、近ごろ、ウイスキーの水割りのグラスを口に運びながら、目を閉じて昔を思い出すことが多くなってきました。

中でも、時々店内に流れている、昭和五十年代に一世を風靡したロス・インディオス&シルヴィアの『別れても好きな人』を聞くと、何か胸の底から熱いものがこみあげてくるのを抑えようがなくなってきます。

というのも、この歌はたくさんの替え歌が作られていたのですが、当時若かった彼もよく同業者と飲みに行くと、「別れたら次の人」とふざけて歌い、大いに場を盛り上げたことを今も思い出すようです。

しかし、あと数年で七〇の大台に差し掛かる年になると、この歌のメロディーがやけに胸にしみこんできます。

「もう一度、そんな情熱をたぎらせる女性が現れないものだろうか」

という焦りを感じることもあるのです。離婚してからは、行きつけのバーやクラブでお酒を飲み、どうしても男の欲望が首を持ちあげて不眠症になりそうになると、新宿や池袋の風俗店に通ったこともあります。

しかし年を取ると、若い女性と時間を共にすることは、喜びよりも苦痛が先に立つこともあるものです。

二年ほど前のことですが、ファッションヘルスに行った時に、二〇代の女性の過激なサービスを受けて、体の中央の大切な物に歯形がつき、血だらけにされたことがありました。それからというもの、年甲斐もないことをよく自覚し、風俗店通いをする気はなくなってしまいました。

「そうだ、あの時、俺の大切な物を治療してくれた先生に相談してみようかな。あの先生なら、女の誘い方の本も出しているくらいだから、いいアドバイスをしてくれるかもしれない」

そう思い立って、Cさんは再び私の元を訪れ、色々と悩みを話していきました。

それからふた月くらい経ったころ、Cさんは具体的な問題を抱えて相談にやってきました。たまたま仕事で知り合った女性が、再婚相手として申し分のない女性だというのです。年は四五歳。銀座にある一流の商社に勤めていて、未婚です。

キャリアウーマンとして今まで頑張ってきましたが、年齢的にもこれが家庭を作る最後のチャンスだからと、Cさんに猛烈なアタックをしてくるというのです。彼はすっかりその気になっていて、ぜひ私に仲人をしてくれと頼んできました。しかし話を聞いていると、どうやらその女性は、Cさんの安定した高収入にかなりの魅力を感じていることが、薄々ながらわかってきたのです。

「もう少し、よく考えてから決めた方がいいのではないか」

と忠告しましたが、彼はすっかりその女性の魅力に取り憑《つ》かれているようで、相談に来たにしては、私の忠告に耳も貸さず、自分の主張を繰り返すばかりです。やむを得ず、その週の土曜日、私は新宿でその女性と会うことにしました。そして、二時間ほど一緒に食事をして別れた後、私は彼にきっぱりと言いました。

「縁談は破棄しなさい。古稀を迎えようとしている男にはとても手に負えない相手だと思うよ。確かに、頭も良さそうだし気配りも抜群だけれど、あまりにもしっかり者の印象が強く、それに話の端々に結婚を打算的に考えているフシが見え隠れしているのが気になった。だから、もうすこし家に帰った時に気が休まるような、〝あげまん〟の女性にしなさい」

Cさんは男として何か感じるものがあったのでしょう。その後、彼女とはフェードアウトするようにして別れてしまいました。

Cさんが次に持ち込んできた仲人話は、五〇代半ばの女性でした。

私が言うように、おっとりとしていて、一緒にいても心が休まるから、まさに〝あげまん〟だというのです。仕方がありませんので、私はまた新宿でその女性と会うことにしました。

彼女が席を立った隙に、Cさんは内ポケットの封筒をちらつかせて、五〇万円持ってきている、と私に言うのです。そのお金を何に使うのかと聞くと、彼は、今夜、婚約着手金として五〇万円を払い、ホテルに泊まってしまおうという意気込みで顔を紅潮させています。

本当に気の早い男です。そんなに焦るな、と何度も注意したのですが、かなり舞い上がってしまっていて手に負えません。やはりこの縁談はぶち壊してしまうに限る、と私は思いました。

そして、彼がトイレに立っている間に、彼女にズバリと聞いてみました。

「彼は、いい年をして純情なんです。あの年で寂しくなると、風俗に行くくらいですから、素人の女性を騙したことなんてありません。ですから、あなたもどういうつもりで彼と結婚しようと思っているのか、兄貴分の私に正直に言ってくれませんか」

そうすると、彼女はあっけなく、今の身の上を打ち明けてきました。

「実は、今夜五〇万円の着手金をくれるというので、彼とは、お付き合いをする覚悟ができたのです。でも、私には他に二人ほど、お付き合いをしている男の人がいるのです。だから、彼は三番目ということになります」

それから、彼が席に戻るまでの短い間に「彼の五〇万円はあきらめてくれ」と私は彼女を説得し、帰してしまいました。

戻ってきた彼は烈火の如《ごと》く怒りました。どうしてそんな仲を裂くようなことをしてくれたのだ、と私に喰ってかかります。

その怒りが収まるのを待って、私は静かに言いました。

「もう、再婚はあきらめた方がいい、欲望が抑えられなくなったなら、もし事故が起きても、この私が治療してあげるから、しばらくは過激なサービスを受けて、下腹部を血だらけにした方がましだ」

彼は、なかなか私の話を理解しようとしませんでしたが、その夜、二件目の店で一緒にカラオケを歌い、『別れても好きな人』を私が歌うと、ようやく納得したのか、ウイスキーのグラスをかかげてにこりと笑って見せました。


さて、Cさんはなぜ年齢構わずに、次々と女性に惹かれていったのでしょうか。

それには、実は医学的な根拠があるのです。

彼は、女性特有の「膣フェロモン」と呼ばれるかぐわしき匂いに、心も体も麻痺させられてしまっていたに違いないのです。

膣フェロモンの威力

動物のメスの生殖器やその周辺から発散されるフェロモンは、オスを強烈に惹きつけることはよく知られています。

たとえば、チンパンジーなど、多くの動物のメスの生殖器の膣からは、妊娠可能な発情期をオスに知らせ、オスを惹きつけるための分泌液が出ていることが以前から確認されています。

これを「膣フェロモン」といいます。

しかし、動物の中でも知的動物の頂点にいる人間には、この膣フェロモンは存在しないと思われてきました。ところが、近年、人間の女性でもこのフェロモンが立派に分泌されていることがわかったのです。

膣フェロモンの成分は、脂肪酸といわれる物質の仲間で、その香りはチーズによく似た匂いです。実はこのチーズのような匂いが、男を惹きつけてやまないのです。

昔から女に付きまとう男の行為を「女の尻を追い回す」といったものです。まさにその行為は、このかぐわしき匂いに惹きつけられて女性に近づいていくという行為そのものなのです。

この膣フェロモンがたくさん分泌されている期間は、生殖可能な二〇代から四〇代までで、女性の体の生理現象に合わせて、周期的に分泌を繰り返していると思われます。更年期を過ぎてエストロゲンの分泌量が低下すると、この膣フェロモンの分泌量も減少します。

いずれにしても、膣フェロモンは男性の体の生理作用を順調にはたらかせ、しかもストレスに強くなる力を与え、その安定を維持するためにも重要なのです。

ですから、「別れたら次の女」は、できれば若い人が望ましいのかもしれません。

色気を一生失うな

我が国の一〇〇歳以上の高齢者の人数は、すさまじいスピードで増え続けています。厚生労働省が統計を取り始めた昭和三十八年（一九六三年）当時、一〇〇歳以上の人口はたった一五三人でした。それが平成に入ってからの一九九八年に一万人を超え、その後は毎年うなぎ登りに増え続けて、二〇一五年には六万一五六八人になりました。

つまり、約五〇年の間に一〇〇歳まで長生きしている人が、四〇〇倍にも増えたことになります。六万人というと、総人口が約一億二〇〇〇万人として計算すると、一〇〇歳の人が、人口二〇〇〇人あたり一人いるという計算になります。

かつて私が、一〇〇歳の人を集めたトーク番組にゲスト出演していたころは、一〇〇歳の人が全国で六〇〇〇人ぐらいしかいなかった時代でした。それでも、一〇〇歳まで生きるということは容易なことではなく、その秘訣がどこにあるのか、マスメディアが盛んに統計を取った時代でもありました。

そうした調査で、この一〇〇年間に、どんな生活モットーをかかげて生きてきたのかという質問をしますと、ほとんどの人は三つの長生きの条件を示しました。まず三食をしっかり食べること、次に何があってもくよくよしないこと、そして三つ目は、意外なことに、いくつになっても色気を失わないことだったのです。男女とも同じ答えが返ってくることに、いささか驚かされました。

しかし、この三つのキーワードを分析しますと、実に理にかなった目標をかかげて生きてきたことがよくわかります。

三食をしっかり食べるということは、長寿を全うするためには食生活が第一条件であり、しかも栄養の摂り方は、朝昼晩の決められた時間に規則正しい食事をすることに尽きる、ということを教えているのです。

これは、今まで述べてきた自然の摂理にしたがえば、人間の本能の中で、いかに食欲が重要なものであるかを教えています。

また、何があってもくよくよしないと言いますが、一〇〇年という長い人生、色々な出来事に遭遇してきたことでしょう。子供や孫が増えて、幸福を味わうこともあったでしょうが、経済的な破綻を来たして絶望の淵《ふち》に追い詰められたこともあったに違いありません。

しかし、どんなことがあっても考え込まずに前だけを見て人生に立ち向かう、それが長生きのコツだと教えているのです。

そして、いくつになっても色気を失わないという言葉は、性欲の大切さを教えているのです。つまり、一〇〇歳の人たちは自然の摂理を忠実に守り、本能の重要性を十分に認識して、一〇〇年生きてきたということなのです。

私は、一〇〇歳の人たちが胸を張って答えた言葉に、幾度となくハッとさせられたものでした。

動物のようにフェロモンを意識せよ

動物の多くは、同種の間の生存をより確実なものにするために、フェロモンと呼ばれる物質を生成し、伝達物質として使っています。

このフェロモンという言葉は、ギリシャ語の「ｐｈｅｒｅｉｎ（運ぶ）」と「ｈｏｒｍａｏ（刺激する）」という言葉を合わせて作った造語といわれています。提唱したのは、ノーベル化学賞を受賞しているドイツの生化学者アドルフ・ブーテナント博士で、彼が中心となって名付けられたようです。

このフェロモンの研究では昆虫のフェロモンが特に有名で、フランスのファーブルが、昆虫たちの生態を、詳しく分析したことで知られています。

また、動物の中ではジャコウジカのオスの生殖器の近くにあるジャコウ腺からの分泌液が、発情期になるとメスを引き寄せることでよく知られています。その後、この分泌液は香水の原料として利用されていることも周知の事実です。

このように、昆虫や動物たちはフェロモンを仲間同士の伝達物質として活用する他に、性行動を促す物質として広く用いているのです。

人間も動物の仲間である以上、例外ではありません。

男女の体から分泌される一種の微量ホルモンを嗅覚で感知して性欲を高め、生殖行動を行う相手を探すために活用しているのです。

前述した通り特に男性は、女性の体から分泌されるかぐわしい匂いに惹きつけられ発情することは、多くの男性が経験的に知っていることだと思います。

また、長生きの秘訣は、すでに述べたように、色気を失わないことです。

一人暮らしであればこそ、異性のフェロモンを意識することが大切です。

中途半端に別居するな

夫婦の仲が悪くなると、同じ家屋の中で家庭内別居を始めることがあるようです。居間も別、寝室も別、トイレとお風呂、台所は共同、食事はもちろん別々に食べる、という生活スタイルです。

外見は一見夫婦に見えますが、二人の心は完全に離別状態にあるために、心も体も夫婦ではありません。つまり、孤独な生活が始まったのです。

そんな状態で暮らしているのなら、いっそのこと完全にどちらかが家を出て別居した方がいいのではないかと思われますが、夫婦にはそれぞれ事情があるのでしょう。このような家庭内別居の状態で長い年月を暮らしている人もいるようです。

こういう状態になると、まず大きなダメージを受けるのは男性の方です。お風呂や台所が共通とはいえ、場所が共通というだけで妻は何もしてくれません。男性は一人で風呂掃除や料理をしなければならなくなります。

定年後も働くことが当たり前、あるいは働かなければ生活がおぼつかないという昨今、一歩外へ出れば、管理社会の荒波が容赦なく襲ってきます。若い上司に怒られることもあるでしょう。

そんな現代社会の中で、家庭へ帰っても安らぐ場所はないとなると、ストレスを解消する場もなく、深刻な悩みが男の心を苦しめるに違いありません。

すぐ目の前に妻という対象があったとしても、事実上の夫婦ではないので、対象喪失と同じような心理状態に追い込まれています。妻という存在はないも同然なのに、足音や家事をしている音は聞こえます。これでは、神経が休まるはずはありません。

このように、妻の足音でさえストレスになるような状況では、夫の心の中に、「喪《そう》の心理」という最悪の状態が発生しても不思議ではありません。

目の前に、別れたはずの対象が存在しているのです。そのストレスは、完全に別居した場合よりも強いのではないでしょうか。

また、こうしたストレスが原因となって、免疫力が落ちてくると、思わぬ大病が体を襲ってくることが少なくありません。

すぐ近くの部屋からは、別居している奥さんと子供たちが、和気藹々《あいあい》と食卓を囲んでいる声が聞こえてきます。その声を聞きながら、自分一人部屋に閉じこもって、冷えかかっているご飯と味噌汁を口に運ばなければならない状態が何年も続いているようでは、とても長生きできそうにありません。

こうした家庭内別居を長く続けると、やがて孤独感に苛《さいな》まれ、心や体に病魔が忍び込む危険性が高まります。

一刻も早く、家庭内別居などという中途半端な同居は解消して、孤独感から解放されるようにしなければ、とても長生きは望めなくなります。

汗で若さが蘇る

女性にとっても男性と一緒に暮らしていることは、その心と体を安定させるために、大変役立ちます。

男性の場合には、女性のようなフェロモンを発散しているということは生理学的に立証されていませんが、実は汗腺のはたらきが、女性に対して無意識のうちに女性の生理を安定させているのです。

汗腺には、エクリン腺とアポクリン腺という二つの腺があります。

エクリン腺は体に幅広く分布していて体温調節機能を担い、汗をかく場合はたいていこのエクリン腺がはたらいています。アポクリン腺は汗腺のうちでも特殊な腺で、腋《わき》の下や外陰部の皮膚にある汗腺であることがわかっています。

このアポクリン腺は、匂いを発する芳香腺としてのはたらきがありますが、人では退化しています。

この二つの汗腺には特徴があり、エクリン腺から出る汗は匂いが薄く、アポクリン腺から出る汗は動物などではかなり強い匂いを発することがあります。人体でもアポクリン腺からの分泌が多い場合には、腋の下や外陰部の匂いが強くなることがあります。

さて、この汗腺ですが、男性が汗をかいていると、

「汗臭いわね、シャワー浴びてきて」

などと、夫婦の間でも、奥さんが顔をしかめることがよくあるものです。

しかし、この汗腺こそが女性の心を和ませ、体の生理を順調にしているのです。

つまり、女性は男性が汗水流して労働に励み、仕事に熱中している姿を見て、心が豊かになり、体にもその喜びがあふれてくるものなのです。

汗もかかずに一日中家の中でぶらぶらしているようでは、女性の愛情をつかむことはできません。

色気を持ち続ける恋の極意　十則

一　恋は無常の種

人間は、恋をすることによって、もののあわれや儚さを感じるようになります。したがって、恋こそ、人として成長する上では大切なものなのです。

二　恋には身をやつせ

男に生まれた以上は、いくつになっても、自然の摂理にしたがって結ばれる相手を見つけて、真剣に恋をしなければなりません。恋をすれば、孤独など、どこかに吹っ飛んでしまうはずです。一度や二度、身のやつれるような思いをしてでも、愛を伝えたいものです。

三　六十の莚破り

莚《むしろ》破りとは、邪《よこしま》な行為によって町角に佇む相手を誘い、性行為をすることです。八十の莚破りという言葉もあります。シニア世代に入ったら、恋は行きずりではいけないことを知っておきましょう。

四　男は腹上死に気を付けよう

女性との愛の交歓の直後に心臓発作などで亡くなることを、俗に「腹上死」と呼びます。しかし、このような天国への召され方は、高齢者になると増えるので注意したいものです。

五　女性の性交死も稀ではない

高齢化が進むと、夫婦といえども、愛の交歓は気を付けなければ事故が起きます。女性にも性交死があることを、頭の片隅に置いておきましょう。

六　愛の交歓の一回の消費カロリーは七五キロカロリー

男女とも、愛の交歓は、興奮期・平坦期・絶頂期・消退期の四つに分けられます。この絶頂期の消費カロリーは、わずか七五キロカロリーです。つまり、卵一個でカロリーが補充できます。しかし、それ以上に疲労感が高まることが多く、高齢になったら無理をしてはいけません。

七　貞女筋は女の命

女性の太ももの裏側にある筋肉を、俗に貞女筋と呼んでいます。これはハムストリングスとも呼ばれ、大腿二頭筋などの屈筋のことを指します。この筋肉は女性の貞操を守り、かつ出産の時に大きなはたらきをしています。したがって、この筋肉を鍛えることは、男女の愛の交歓にも役立つことを覚えておきましょう。

八　万婦すべて名器なり

古来、名器と言えば上付き、ミミズ千匹、二段締め、三段締め、噴水、巾着、つるしイボといわれてきましたが、こうした名器に変身させるのは男の真心次第です。女性には生来名器になる素質が備わっているものなのです。

九　色気と痔の気ない者ない

また、色気と瘡気《かさけ》ない者ない、ともいいます。精力が災いして、エイズなどの性感染症にかからないようにしましょう。

十　髪の薄い男は絶倫である

男性ホルモンのアンドロゲンが多いほど、髪の発育は抑制され、薄くなります。絶倫は髪の量が証明してくれるのです。

第四章

死を早める習慣を変えよ

スーパー銭湯巡り

今年七一歳になるMさんは、奥さんと死別してから孤独な生活に追い込まれました。まず、最初に困ったのは一日三度の食事の支度ですが、今はなんとか克服しました。自宅の中の整理整頓と掃除、それに粗大ごみや生ごみの処理などは一人でこなしていますが、今一番困っているのは入浴です。

夫婦で生活している時には、湯船にお湯を張るのは妻の役目、お風呂の清掃をするのも妻の仕事になっていましたから、「お風呂が沸きましたよ」と奥さんが声を掛けてくれると、Mさんは何の心配もなく毎日お風呂を楽しむことができました。

それでも、しばしば耳にする、高齢者の入浴事故のことは気になっていました。なぜなら湯船の中で意識を失うと、一巻の終わりになるからです。

妻が健在なうちから、そのことだけには気を付けてきました。もっとも、すこし長湯をしていると、妻が様子を見に来てくれますから、湯船の中でうつらうつらしていても溺死するような心配はしたことがありませんでした。

しかし、一人になるとそうはいきません。

風呂好きのMさんは、湯船の中で、顎の辺りまで熱いお湯にどっぷりと浸かり、真っ赤な顔で唸りながら入るのがなによりの楽しみでしたから、戦々恐々としながら入浴するなどということは、とても我慢ができません。

そこで、奥さんが亡くなった後は、銭湯を利用するようになりました。

しかし、銭湯はどうも性に合いませんでした。できればもう少しゆったりと、殿様気分でお湯の温もりを肌に感じたいと思いました。それでも、銭湯の湯船の泡に体を揉まれていると、若いころ恥ずかしがる妻と一緒に風呂を楽しんだことが、走馬灯のように蘇ってきます。

「それにしてももうすこしゆったりとした気分で風呂を楽しみたいものだ」そう思った彼は、スーパー銭湯に通うようになりました。

スーパー銭湯は、公衆浴場と健康ランドの間に位置する施設で、銭湯とは違って色々な設備が設けられています。

入湯料は普通の銭湯の倍近くかかりますが、一〇〇〇円に満たない料金はあまり苦になりませんでした。Mさんは定年までは大きな商社で働き、企業年金にも入っていましたから、老後の暮らしにはかなり余裕があります。こうして一人暮らしになると、日常の暮らしに使うお金は、二人で暮らしていた時から半減しました。毎月かなりのお金が余るので、むしろそれを余生のためにどう使おうかと頭を悩ませるほど、恵まれた経済状態でした。

Mさんは、入浴した後は必ずマッサージを受け、そして食堂で料理を楽しんで帰ります。食事に関しては毎日日替わりメニューで、魚や肉など彼の好物の料理を選択できましたから、大変充実した生活が戻ってきました。

三カ月も通っていると気分は爽快になり、体も極めて快調で、自分が孤独を強《し》いられていることなど、いつの間にか忘れてしまいました。

腫れ上がった蟻の門渡り

しかし、男という生き物は困ったものです。体調が良くなり、モチベーションが高まって、オス特有の闘争心がメラメラと回復してくると、孤独な暮らしに何か物足りなさを感じるようになりました。

「一緒に風呂に入る女がいないかなあ」

「そんな人はいないだろうなあ」

「だけど、こんなに元気になったんだから、やはり一人で入るのは侘《わび》しいよなあ」

家に帰ると、そんな邪な気持ちが湧き上がってきて、どうにも寝付かれません。そのうち、毎晩そんなことが夢にまで出てくるようになると、Mさんは不眠症に悩まされるようになりました。そして、私の患者になりました。

「先生、つかぬことをお伺いしますけれど、私の年で、知らない女性と行為に及ぶと、命が危ないですかね、先生はよく腹上死のことを教えてくれますけれど、私の年では、やはり性行為は控えた方がいいでしょうか」

彼はそう言って、真剣な眼差しで私の顔を見つめています。

「まあ、行きずりの恋は危ないよ。そんなことをしたら、救急車で運ばれてここに入院することになるよ。やめた方がいい」

彼とは二十年来の付き合いです。馬が合うというのか、風邪をひいてもインフルエンザにかかっても、食べすぎて下痢をしても、すぐ私のところに駆け込んできます。つまり、私をかかりつけ医として信頼しているようです。そうであればその彼の真剣な眼差しに、私も答える義務があります。

「お茶飲み友達で我慢しておきなさい」

「いやぁ、それじゃ先生、寂しいでしょう。先生から見ても、私は健康体ですよね。少しくらい冒険させてくださいよ」

「じゃあ、勝手にしたら。倒れた時は面倒見るから」

こういう場合は、患者の我儘《わがまま》を聞いてはいけないのです。

私は厳しく突き放すように言いましたが、どうやら彼の欲望は、主治医の私でも抑えることはできませんでした。

それからしばらくして、彼は新しいスーパー銭湯を見つけて通い始めました。最初から最後まで、若い女性が付き添いをしてくれる、竜宮城のような夢のスーパー銭湯です。入浴サービスあり、マッサージあり、その他様々なスペシャルサービス付きで、入湯料は約三万円かかります。とにかく至れり尽くせりのサービスです。彼はすっかり孤独感から解放されました。この世にこんな素晴らしい世界があったのかと、よせばいいのに毎日のように通い詰めました。

その結果、病院通いが待っていました。彼は男の体の中心部にある物を損傷し、皮膚炎だらけになって、私の診療所に駆け込んできたのです。

「どうしてこんなところまで洗ってもらったんだ」

私は愚痴をこぼしながら、治療に専念しました。

「それにしても蟻の門渡《とわた》りが一番やられて酷いな、一体どんな過激なサービスを受けたんだろう」

私がブツブツ言いながら手当てをしていると、

「えっ、その蟻のナントカって、どこですか」

「そんなこと教えられるか、もし知りたければ、医療費とは別に特別料金を払ってもらうよ」

「ひゃぁ、痛い、どうして先生まで俺の体をいじめるの」

「我慢しなさい。アルコールは特別染みるんだよ」

そんなやりとりの後、彼はアルコール消毒液の痛みに耐えかねて、最後は失神してしまいました。

でも私の手当てがよほど効いたのでしょう。彼はそれ以来というもの竜宮城通いをあきらめ、今はスーパー銭湯で健康グッズを使ってトレーニングをし、食事を楽しみ、安全な入浴を楽しんでいます。

「ヒートショック」を防げ

日本人、特に高齢者はお風呂好きです。中には、一日一回お風呂に入らないと心も体もすっきりしないと言って、頑《かたく》なにその習慣を守る人もいるでしょう。しかし、高齢者の中でも孤独な暮らしをしている人は、マンションや持ち家のいずれの場合でも、一人で入浴しないように気を付けなければなりません。なぜなら、入浴中に思わぬ事故に見舞われて、命を失うことがあるからです。その代表的な事故のひとつが、「ヒートショック」と呼ばれる現象です。

ヒートショックとは、急激な温度変化によって血圧が急変動して、体に大きな衝撃が加わることを指します。我々がお風呂に入る時の状況を考えてみましょう。

まず、脱衣所で衣服を脱ぎます。そうすると、室内とはいえ空気に直接体を晒しますから、ほとんどの場合体温が下がります。その刺激で血圧が上昇します。次は、浴室に入り湯船に浸かります。お湯の温度は四二度程度あり体温よりも遥かに高いので、体の表面の毛細血管などが拡張し、血圧が低下します。そして、頭や体を洗うために湯船から上がります。そうすると体は外気に触れて体温が下がりますから、毛細血管をはじめとして血管が収縮して血圧が上昇します。

こうした入浴中の血圧の変動は、高齢者の体に大きな負担をかけます。そしてこの血圧の変化にさらに大きな影響を及ぼすのが、季節の温度変化です。

東京ガス都市生活研究所が調べたデータによると、平成二十六年（二〇一四年）、東京二十三区での入浴中の死亡者数は一四四二人でした。

死亡者数の多い月から順に並べると、一月、一二月、二月、三月、一一月、四月、五月、一〇月、六月、八月、七月、九月となります。最も死亡者数の多い一月は二四八人、逆に九月の死亡者数は四一人でした。

九月に比べ一月は六倍、入浴中に亡くなる人が多いのです。

いかに東京のように暖房設備が整っているところでも、冬場の寒い時期は油断できないかがわかります。

長風呂は一人でするな

ともかく、一人暮らしの人の入浴は、危険が潜んでいることをよく認識しておかなければなりません。

東京都健康長寿医療センター研究所（東京都老人総合研究所）の報告によると、急激なヒートショックに関連して入浴中に急死したと推定される死亡者数は、なんと交通事故死者数（四一一七人、平成二十七年〈二〇一五年〉調べ）を大きく上回り、日本全体で平成二十三年（二〇一一年）の一年間で一万七〇〇〇人に及びます。

そのうち高齢者は一万四〇〇〇人と、大多数を占めています。

急激な温度差には、くれぐれも気を付けなければなりません。

その対策として、冷え込みやすい脱衣所や浴室、トイレなどを温めることは効果的です。

このように、事故防止が認知され始めたのはいいのですが、脱衣所にストーブを持ち込み、入浴中に脱衣がストーブの上に落ちて火事となり、火事が原因で亡くなるという例も増えつつあるといいますから気を付けたいものです。

一人暮らしの場合には、シャワー程度にとどめ、湯船に長時間浸かることはできるだけ避けるべきです。たとえ半身浴でも湯船の中に浸かりたくなった場合には、友人知人などを誘って、町の銭湯や温泉などを利用するのが一番安全です。

介護施設などで働いている介護士などのスタッフたちは、お湯の深さが一〇センチあると、人は意識を失った場合に窒息死の危険性がある、と指導されます。入浴中に倒れると、一瞬のうちにお湯を口や鼻から吸い込んでしまい、まず肺がやられます。そして意識を失うと、四分間で脳のはたらきが停止してしまいますから、蘇生することは大変に難しくなるのです。

六〇歳の声を聞いたら、日課だからという惰性で毎日風呂に入るのではなく、ひと工夫もふた工夫もして、安全に入ることを考えるべきなのです。

離れた家族より近くの他人

このように、入浴ひとつをとってみてもわかる通り、孤独な生活ではよほど本人が気を付けて暮らさないと、命が危険に脅かされることがわかったと思います。

この孤独の危険を防ぐためには、人は群れて生きていくものである、という自然の摂理にしたがった生き方を考えなければならないのです。

ともかく、一人暮らしの場合、引きこもりになり、近所付き合いを一切拒否して孤立してしまうことは避けなければなりません。

それでは、孤独にどれほどの危険が及ぶものか、統計に表れたデータで詳しく見てみることにしましょう。

内閣府の平成二十八年（二〇一六年）版『高齢社会白書』に、東京都監察医務院の孤独死の現状について報告されています。そのデータによると、東京二十三区内における一人暮らしで六五歳以上の人の自宅での死亡者数は、平成二十六年

(二〇一四年)に二八九一人となっています。

また、独立行政法人都市再生機構が運営管理する賃貸住宅約七五万戸において、単身の居住者で死亡から相当期間経過後(一週間を超えて)に発見された件数(自殺や他殺などを除く)は、平成二十六年度に一八六件ありました。六五歳以上に限ると一四〇件あったことがわかっています。

このように、大都会では孤独死が毎日起こるのは、避けられない事実だということがわかります。こうした孤独死の現状から考えてみると、古くからある「遠くの親戚より近くの他人」という言葉が、先人の残した大変役に立つ貴重なアドバイスだと思います。

この世に生きていく上で、血のつながった親族は大切な存在です。終生その関係が疎遠にならないようにしていかなければならないことは確かです。しかし、遠く離れていると、その親族との交流も段々希薄なものになりかねません。年に何回かの手紙や電話のやりとりで、お互いの存在を確かめ合うことができたとしても、日常の生活にどれくらいその交流が役立つかというと、甚《はなは》だ疑問だと言わざるを得ません。

人と人とは、他の生物と同様に群れて生きていかざるを得ない宿命を背負っています。それが、自然から与えられた集団欲であることは、よく理解できたと思います。この集団欲を維持するためには、たとえ親族であっても、離れている場合には心の支えにはなるかもしれませんが、物理的と言いますか具体的な生活環境の中で発生する、細々とした出来事に対してはあまり役に立たないかもしれません。

それに比べて、向こう三軒両隣という言葉がある通り、住宅のごく近い所に住んでいる他人は、いざという時に大変役立つ存在になります。特に社会全体が核家族化し、また老老世帯がここまで増えてくると、たとえ他人であっても、いざという時にお互いに助け合うことができる人がいる方が心強いのです。

人の踊る時は踊れ

「郷に入っては郷に従え」ということわざがあります。この言葉は、人間の自然の摂理を忘れずに生きていく方法を教えている、含蓄《がんちく》に富んだ格言です。

自分が住んでいる土地には、長い歴史に培われた風俗や習慣が根付いているので、それにしたがって暮らしていくのが、特にストレスや体の免疫を考えると、理想的な暮らし方だということを教えているのです。

また、会社などの組織の中では、その会社の法令遵守（コンプライアンス）や規則などによって、会社の運営方針が定められていますから、それにしたがって生きていくのが一番楽な生き方だ、という教えでもあるのです。

現代社会は個人の人権が重視され、個人情報などが厳しく守られるようになってきました。マンションなどに住んでいても、部屋の表札などは付けられず、とにかくプライバシーが侵されないような工夫が至る所になされています。

病院でも最近は、病室に入院している患者さんの名札を出さないようになりました。したがって、お見舞いに来た人が、知り合いの患者さんが一体どこに入院してどのベッドに寝ているのかさえ、ナースステーションで確かめないとわからなくなっています。

こうした個人の情報や権利を重視する傾向は、特に大都会では進んでいるようですが、あまりそれが行きすぎると、その地域で暮らすことが息苦しくなってくる危険があります。

「人の踊る時は踊れ」ということわざもあります。

これは、「郷に入っては郷に従え」と共通した意味合いを持っていると思います。たとえば年に一度開かれる盆踊りとか、あるいは夏祭り、秋祭りなどの時に住民が神輿《みこし》を担いだり、輪になって踊りを踊ったりするという、日本の良き時代の習慣は今後も残したいものです。

老いたら住まいは平屋か一階へ

高齢になると、防犯のことを考えても、一軒家に一人で住むのは大変なことです。なによりも階段を踏み外して、骨折や捻挫をする人が非常に増えています。平屋というのは、メゾネットタイプのマンションにしろ一軒家にしろ、高齢になったらできるだけ二階に住まない方がよいということを言っているのです。

もっとも、二階建ての家でもエレベーターがある場合は別です。ボタンひとつで一階と二階が自由に行き来できるのですから、安全は確保されます。

とにかく、階段を上り下りすることは、できるだけ避けた方がよいでしょう。

また、女性の場合、五〇歳を過ぎて更年期を迎えてエストロゲンの分泌が減少すると、骨にも変化が現れます。その結果、若い時に比べると、非常に骨が脆《もろ》くなっています。これを骨粗鬆症といいます。

女性は男性に比べて三倍、骨粗鬆症にかかりやすいことがわかっています。骨が脆くなり、軽い打撲でも骨折を起こすことがあります。

この場合は、動けなくなるような大きな骨折でないにしても、たとえば旅行中にトイレやお風呂のタイルに腰をぶつけただけで骨が折れていた、などということもあります。この場合ほとんど症状はなく、多少の痛み程度しか自覚症状がないことが多いのです。

このような骨折を総称して、「いつの間にか骨折」と呼んでいます。

こうした骨折の事故が度重なると、知らず知らずのうちに体の骨格全体に変化が起こるようになり、腰が曲がったり、手足が変形したりという状態になることも少なくありません。

症状は軽くても自分の姿勢に変化を感じ、また体に異変を感じた時には、すぐに専門医の診断を仰ぎ、手当を急がなければなりません。

私は漁村で育ちましたが、昔は腰が九〇度近くに曲がり、手が地面につくようにして歩いている老人をよく見かけたものです。ほとんどは女性の方でした。

その原因は、もっこと呼ばれる魚や野菜を入れる道具を肩に背負い、何十キロもある食料を港や浜から工場や自宅に運ぶ労働のために生じると、よく親から聞かされたものでした。

今でも腰を深く折り曲げて杖を持った女性の姿を時々見かけますが、これほど食生活が改善され、また医療技術が進歩した現代社会でも、この「いつの間にか骨折」は侮れないのです。

現在では、検査の結果、骨粗鬆症の診断がつくと、その進行を止め、骨の改善を図るために特殊な注射療法が行われています。その薬品は、副甲状腺ホルモンと深い関係を持つ薬剤で、投与することによって骨形成が促進されることがわかっています。週一回七十二週までが標準的な使用法で、現在では保険適用になっています。

参考までに、かかる費用は高単位のもので一本約一万円ほどです。その使用法や投与期間に関しては、整形外科の専門医と十分に相談すべきです。

転倒のリスクほど、体も人生もダメにするものはない

高齢者にとって、転倒することは寝たきりになる可能性が非常に高くなり、余生に暗雲がたちこめることになります。

たとえば、外出した時や家の中で転倒して腰を強く打った場合には、大腿骨の骨折を起こすことがよくあります。

特に、大腿骨が骨盤の中に入っている「頸部」といわれる部分が骨折した場合には、治療日数にも相当の時間を要しますから、高齢者にとっては、その骨折だけではなく全身状態にも大きなダメージを与えることになりかねません。

骨折の部位や程度によっては、スクリュー固定と呼ばれるボルトのような器具を使った手術で回復を図ることができますが、骨折の程度が重度の場合には、人工骨頭置換術といって、大腿骨の頭の部分を根こそぎ取り替えなければならなくなる場合もあります。

手術後のリハビリテーションには、かなりの日数を要し、もし八〇歳前後の人がこの骨折に見舞われた場合には、その完全な治療とリハビリのために、本人だけではなく付き添いの家族にも心労が絶えなくなります。

もうひとつ、この骨折と並んで厄介な病気があります。

それは、大腿骨頭壊死症《だいたいこつとうえし》です。これは、股関節に接する骨頭の部分が壊死する病気です。股関節部分の血行障害が起こり、さらに骨頭に血行障害が起こって血行が途絶されることにより起こります

その原因は様々ですが、ステロイドなどの薬剤の長期間の使用や、多量の飲酒、それに大腿骨の外傷の際にも発症することなどが考えられます。

しかし、なんと言ってもアルコールとの関係は無視できません。

特に中高年の男性では、お酒の飲みすぎによって骨頭壊死が起こりやすいといわれているので、飲酒には気を付けなければなりません。

最初は股関節痛が主な症状になります。階段の上り下りや坂道などを下りた時

に、股関節に痛みが発生する程度ですが、進行してくると、股関節が十分に動かなくなり歩行障害が起こります。つまり、一人では歩くことができなくなってきます。こうなると、日常生活にも相当な障害が発生することは、言うまでもありません。

この病気は軽度のうちは、壊死が起きている部分に体の重みなどがかからないようにして、無理をせずに安静を保ち組織の修復を待ちます。

しかし、そのためには数年単位の期間がかかることも稀ではありません。それ以上進行すると、手術が必要になります。

治療法としては、骨移植術から人工関節置換術まで、その程度に応じて適切な方法が選ばれます。

いずれにしても、大腿骨に骨折が発生したり壊死が起こると、一人暮らしをしている孤独な人は、生活環境ががらりと変わってしまいます。

歩行が困難になるわけですから、自分一人では食材の調達さえ難しく、まして三度の食事の支度もままならなくなります。それに洗濯や掃除、身辺の整理など、今まで自分一人でやってきたことが、人手を借りなければならないという状態に陥ってしまいますから、一人暮らしを維持することはとても難しくなってきます。

特に高齢になって一人暮らしをしている場合には、こうした骨折を繰り返していると、自立の目安にされているＡＤＬ（Activities of Daily Living＝日常生活動作）も低下し、下手《へた》をすると一日中ベッドに横たわり、介護支援センターの世話にならざるを得なくなります。

とにかく、転倒を繰り返し捻挫や骨折を起こしていると、まさにひと転びするたびに天国が近づいてくる危険がありますから、歩行には十分注意したいものです。

飯は一人で食わず、視覚と嗅覚をはたらかせよう

孤食はその文字が示す通り、一人だけで寂しく食事をすることです。食卓に並んでいるご飯や総菜を黙々と一人で食べている光景を思い浮かべると、こちらにも孤独感がひしひしと伝わってきます。

食事をする場合には、視覚と嗅覚のはたらきは重要です。食べ物はもちろん口で食べるものですが、むしろ「目や鼻で食べる」つもりになると、食事がさらに楽しくなるでしょう。

料理が盛り付けられている食器や、また色鮮やかな食材を見ていると、思わず身を乗り出して料理をのぞきこんでみたくなります。そして、いかにも美味しそうな匂いが漂ってくると、ますます食欲がかきたてられるものです。

視覚、嗅覚が十分に料理を認識すると、口腔内に消化を助けるための唾液が分泌されます。唾液が分泌されると、それに呼応するように胃液の分泌も活発にな

ってきます。こうして消化するための準備が整ったところで食べ物を口に運ぶことが、体のために一番理想的なのです。

確かに食べ物を口にするということは、生命を維持するための生理的な行動のひとつに過ぎないと言われればそれまでですが、しかしそれでは食生活の楽しみが半減してしまいます。やはり一人ではなく多人数で食卓を囲み、和気藹々《あいあい》と談笑しながら料理を愛《め》で、その料理にみんなで箸を伸ばすということがなければ食が進まないことが、よく理解できると思います。

部屋に閉じこもり、食事はただカロリーを補給するだけという生活で、声を出すこともなくほとんど一日中無口な生活をしていると、食べ物を飲み込む口や咽頭などの機能の衰えが進行しがちになるものです。

そんな状態を続けていると、思わぬ障害が出てきます。そのひとつが嚥下《えんげ》障害です。

つまり、飲み込みが非常に悪くなります。そうした状態を気付かずに放置しておくと、唾液や食物残渣《ざんさ》の一部が気管の中に紛れ込み、それが原因で誤嚥性肺炎を起こしかねないのです。

近ごろは、この誤嚥性肺炎で亡くなる高齢者が非常に多くなっています。いったん肺炎を起こすと、一人暮らしはますます難しくなり、自分ではとても生活ができなくなってしまいます。やはり食事をスムーズにするためにも、口腔や喉を鍛えておかなければなりません。

それともうひとつ、ぜひ高齢者に勧めておきたいことがあります。それは、六〇代に入ったら肺炎を予防するために、肺炎球菌ワクチンを五年に一度接種することです。

このワクチンによって肺炎にかからずに安心して余生を送っている人が、どれだけいるかわかりません。こうした予防対策は、孤独な生活を病魔から守るための大切な心得でもあります。

不眠は薬に頼らずに治せ

シニア世代になると、夜眠れないといって薬の処方を希望する人が多くなります。中には六〇代からすでに不眠症にかかり薬を毎日飲み続けている人もいるようです。しかし、この不眠症を訴えてくる患者さんに対して、私は、

「大丈夫、人間は三日や四日寝なくても、決して死ぬことはありません。あまり睡眠をとらないと体の方がその異常に気付き、ちゃんと本人が気付かないうちに眠っているものですよ」

と言って、断固睡眠薬を飲まないように指導しています。

睡眠薬を飲み始めると癖になり、薬がなければ毎晩眠れないという状況に陥ってしまいます。その方がよっぽど危険なのです。そしていったん睡眠薬依存症になると、容易にはこの状態から抜け出すことができなくなってしまいます。

それともうひとつ、睡眠薬を飲むと危険なことがあります。いくら薬を飲んで

いても、トイレは我慢できません。特に心臓や腎臓、それに前立腺などに病気を抱えている場合には、夜間頻尿に陥ることも少なくないのです。

その場合、睡眠薬を飲んでいると、まるで夢遊病者のようにふらふらと起き上がり、体を廊下の壁や柱にぶつけながらトイレに向かうことになります。そして、自分では力を抜いて歩いているつもりでも、体の自由が利かなくなっていますから、トイレのドアや便器に腰や足をぶつけ骨折することも少なくないのです。

中には、ぶつけたことさえ気付かずに、時間が経ってから骨にひびや骨折を起こしていることに気付く場合もあります。

また睡眠薬で熟睡してしまうと、火の不始末に気付かずぼやを起こしたり、外部から侵入する犯罪者にまったく気付かない場合もあります。

そうは言っても、やはり毎晩眠れないようでは不安になるのは仕方がありませんが、そんな時には昼の間の生活を一度見直してみましょう。

人間をはじめ、すべての動物の睡眠はメラトニンというホルモンに支配されています。このメラトニンは、太陽光を体に浴びると減少し、暗くなると増えてくる性質があります。また、その分泌量は幼児期に非常に多く、高齢になるほど減少するという特徴があります。

このことから、子供はよく眠り、年を取ると眠りが浅くなるという理屈がわかると思います。このメラトニンが規則正しく分泌されるようになるためには、朝目覚めたら家の中に閉じこもっていないで朝日を浴びて散歩し、昼の間はできるだけ太陽光の恩恵を受けるような生活をすることです。そうすることによって、体に順調に睡眠が訪れるように生体リズムが保たれるのです。

つまり夜眠れないということは、昼の労働時間が短いということに、どうも大きな原因がありそうなのです。高齢になっても睡眠を十分にとるために若者と同じように働けと言っているわけではありません。家の中での引きこもり状態が続き、太陽にあたらずに暮らすということになると、睡眠のリズムが大幅に狂ってしまうことになります。

よく知られているように、睡眠には一時間半ほど続く深い眠りのノンレム睡眠と、三〇分ほど続く浅い睡眠のレム睡眠があります。この二つのパターンの睡眠が交互に訪れてきて、合計二時間の単位の睡眠が四回繰り返され、約八時間後に目が覚めるというリズムを繰り返しています。

このリズムを正しく維持することが大切なのです。

年を考えずに徹夜マージャンなどを友人たちと楽しんでいると、翌日は爆睡するような状態に陥ることがありますが、その睡眠内容を調べてみると、深い眠りのノンレム睡眠は消えてしまい、浅い眠りのレム睡眠が連続して起こってくる場合があるのです。その結果、本人は十分に眠ったという意識がなくなり、また睡眠の内容もレム睡眠ばかりで、夢をみるような浅い眠りの状態が続くことになってしまいます。

やはり、睡眠は夜のうちに十分にとることが望ましいのです。これで不眠症の特効薬はなんであるかが、理解できたと思います。生活リズムを正しく保つことが、最善の方法なのです。朝から夕方までは家の中に引きこもらないこと、散歩くらいの軽い運動を毎日続けること、この二つを守るだけでも薬に頼らずに済むようになるかもしれません。

それでも睡眠不足になるようであれば、一度脳をはじめとする体の状態をチェックしてみるべきだと思います。特に脳疾患を抱えている場合には不眠症が現れることがありますから、脳に異常がないことだけはしっかりと確かめた上で、自力で睡眠がとれるようにするべきです。

孤独になると不眠症で悩むことが多くなります。その原因は今述べたように、生活リズムの乱れによるところが多く、一番原因となっているのは引きこもりです。次はストレスに負けてしまい、抑うつ状態に陥りがちなことです。

解決のためには、まず対人関係を取り戻して一人ぼっちの生活から脱出することが、睡眠不足を解消するために役立つことを忘れないようにしたいものです。

下半身は第二の心臓だ

免疫細胞を増やし体の免疫力を強くするためには、年相応の運動をすることが大変重要です。

運動には、有酸素運動と無酸素運動の二種類がありますが、高齢者は酸素をたっぷり吸いながら、ゆったりと体を動かす有酸素運動が適していると思われます。一〇〇mなどの短距離走や激しい筋力トレーニングを必要とする運動などでは体に負担がかかるだけで、無理をすると呼吸器や心臓の病気を併発することがないとも限りません。高齢者は激しい運動は行わないようにするのが鉄則です。

通常有酸素運動と呼ばれているものには、ウォーキング、ジョギング、サイクリング、水泳、エアロビクス、ヨガ、ラジオ体操などがあります。その中でも高齢者に適していると思われる運動は、毎日歩くことです。それも、何キロも歩くのではなく、その日の体調に合わせて呼吸や心臓に負担のない程度のウォーキングにとどめるべきです。

ウォーキングの中で大変効果的だといわれているのは、インターバル速歩法です。これは、三分間速足で歩き、三分間ゆっくり歩く、これを五回ほど繰り返すウォーキングの方法です。ただ目的もなくだらだらと歩いている散歩などに比べると、身体機能をリフレッシュするために大変役立つと考えられています。

筋肉には、鉄を含むミオグロビンという色素タンパク質があります。ちょうどこのミオグロビンは、血液中のヘモグロビンと同じような性質を持っていて、筋肉中に必要な酸素を蓄えるはたらきをしています。

体の筋肉は、これらのミオグロビンに貯蔵された酸素を代謝に活用し、そのはたらきを維持しています。もちろん酸素がなくなると筋肉のはたらきは一挙に低下して、筋肉そのものが動かなくなってしまう危険があります。そうした意味でも、有酸素運動を続けることは筋肉のトレーニングを行う上でも、大変役に立つことだと思います。

年を取ったら、決して無理をすることはありません。自分で体力の限界を見極めて、自分の体に合った運動量を決めるべきです。そのためには歩数計を活用し、また心肺機能の安全を考えて血圧の測定などをまめに行う必要があります。

ともかく歩くこと、手足をこまめに動かすことです。心臓から送り出された血液は、下半身を巡って再び心臓に戻ってきます。そのために下肢の筋肉は、収縮と弛緩を繰り返し、血液を末端から上へ上へと送り返しています。足の筋肉が衰えた場合は、そのはたらきは順調に行われなくなってしまいます。下半身が第二の心臓といわれる所以《ゆえん》です。もちろん上肢も同じように、心臓のはたらきを助ける役目を担っています。

寝たきりの状態になると、こうした手足の協力が得られなくなるために、心臓は一気に衰弱することがあります。また、全身の臓器の老化を防ぐためにも、寝たきりの状態にならないように、普段から足腰をしっかり支えるように筋肉のトレーニングをすることが、老化を防止するためにも必要なのです。

かかりつけ医を探すなら、総合診療医が一番

この一〇〇年の間に、医学や医療技術は目まぐるしい進歩を遂げてきました。その恩恵を被って多くの病気を克服することができるようになったことは、人類の将来に明るい灯を灯し続けています。

また、「神の手」と呼ばれる最高の医療技術を身に付けた医師が現れ、危険に晒された命を救っていることも、しばしばメディアで報道されている通りです。

しかし実は、こうした病気を治す専門医が増えれば増えるほど、高齢者にとっては不都合なことも起こり始めているのです。

それは、体の些細な異常を発見してくれる医師が不足し始めている、ということなのです。

高齢になると、どこかしら体に異常が生じてきます。

昔から、健康には「無病息災」が一番理想的な状態だといわれてきたものです

が、ひとつも病気がなく日常生活を送っている老人は、そう多くはありません。やれ腰が痛い、やれ膝が痛い。そうかと言えば血圧が高い、心臓の動悸が続いている、あるいは血糖値が高い、胃腸の調子が悪いなど、色々な症状を訴える患者さんがいます。

つまり、長生きになればなるほど、老いや病気と上手に付き合っていかなければならなくなるのです。したがって「一病息災」どころか、二病も三病も持病とたたかいながら、年を取っていっているのが現状です。

こうした時には、要するに何でも診てくれる医師の存在が、この超高齢化社会では必要になってきます。

つまり、内科、外科、整形外科、泌尿器科、あるいは耳鼻科や眼科、それに婦人科に至るまで幅広い知識を持っていて、またどの分野においても救急処置ができる程度の腕を持っている、いわゆる総合診療医の存在が大切になってきます。

体のどこかに異常が発生するたびに、あちこちと医師を変えて治療を受けるのでは、高齢者にとっては負担が増すばかりです。まずかかりつけの医師が、的確な診断をして、その後で専門分野の医師を紹介するということが、これからの社会では大切になってきます。

フランスなどでは、国民がかかりつけ医を持って、健康を管理することを半ば義務付けています。いきなり専門病院に飛び込むことは、まずできません。それに、かかりつけ医の紹介がない場合には、何倍もの医療費を請求されるといわれています。

フランスのかかりつけ医は、患者の容態をつぶさに観察して、その症状程度を的確に判断するようトレーニングを受けています。これを、トリアージといいます。それにしたがって、患者がどんな治療を受けるべきかを決定するのです。

我が国では、今まではこのフランスのかかりつけ医の役目を、町の開業医が行ってきたのですが、その開業医たちも高齢化してきています。

若い医師の中から、一日も早く総合診療医が誕生することを願うばかりです。

また、患者の命を救うためには、こうした総合診療医の「マッチング」という技術が高齢化社会では威力を発揮することになります。マッチングとは、患者それぞれの病気に合わせて、その道の専門医を的確に紹介するというシステムです。

こうした判断は、経験豊かで専門医に関するデータを数多くファイルしている医師でなければできません。身近な町の診療所や病院には、このようなマッチングやトリアージのテクニックを身に付けた医師がいるものです。

そうした医師を主治医と決めて、平素から体のチェックをしてもらうことは、この長寿社会では大変必要なことなのです。

ジェネリック医薬品との付き合い方

高齢になると、持病などが増えてきて薬との縁は切れなくなります。しかし、最近この薬の先発医薬品と後発医薬品の選択の問題が大きくクローズアップされ、医師や患者を悩ませています。

たとえば、一〇年二〇年と長い間飲み続けてきた血圧や心臓病の薬を、いきなりこれからはジェネリック（後発医薬品）に替えると言われて、なかなか納得できず処方を変えないで欲しい、と半ば喧嘩腰で訴える患者さんも出てきました。

これだけ高齢化社会になって、自然発生的に生活習慣病などが増えてくると、薬の使用量が国の財政を圧迫しがちになりますから、コストが大幅に下がるジェネリックを飲むように、という指導が患者に対して行われるようになるのは、ある意味仕方がないことなのかもしれません。

ジェネリックの普及率は、アメリカが八四％で世界でもトップです。次がイギリスで八三%、ドイツが八〇%で非常に普及率が高いのです。一方、フランスでは三〇%、イタリアは一九%、スイスは一七%と、低い国もあります。

これは、二〇一三年にOECD(経済協力開発機構)が発表しているデータです。ちなみに、日本では二八%の普及率です。

この普及率をさらに高めようと、官民一体となって現在取り組んでいますが、医師も患者もなかなかついていけないのが現実です。現在、日本では二〇二〇年までにアメリカ並みの八〇%の普及率にしようと目標を立てているようです。

しかし、アメリカと日本では医療制度がまったく違います。アメリカでは国民皆保険の制度がないため、医療費が非常に高額で、患者が病院にかかること自体が大きな負担となっています。そのために、薬はできるだけ低額のジェネリックに抑えようとするわけです。

一方、日本は国民皆保険です。生活保護のように医療扶助が税金で賄われている場合は仕方がないかもしれませんが、後期高齢者のように国民健康保険に加入し、一割から三割の自己負担金を支払っている場合には、この強引とも言えるジェネリックの普及施策には納得できない人が多いのです。

先日ラジオの深夜番組に出演していた、ミャンマーで国際的な医療協力に携わっている医師が述べていた情報は、この薬の問題に一石を投じたものだと思われます。

それはミャンマーの場合、同じ発展途上国の二つの国から輸入された薬を使っているようですが、ある薬はまったく効果がなく、またある薬は患者に投与した瞬間に意識障害を起こして、その手当てに追われるというようなことが起こっているというのです。

つまり、薬品の中の成分濃度にばらつきがあり一定していないため、薬自体の薬効が不安定で使えない場合があるようです。

仕方がないので、日本国内から持参した薬を使うしかないと、その医師は嘆いていました。

いずれにしてもジェネリックの問題では、医師と患者は戦争状態に巻き込まれていると言っても過言ではありません。大半の医師は、後発医薬品よりも長年使いなれた先発医薬品の方が自信を持って患者さんに処方できると思っているのですが、それを使わなければ役所からにらまれ、また罰則まで検討されている時代ですから、やむを得ずしたがうことになります。しかし、事情のわからない患者にとっては、不満が募るばかりです。

何か対策はないものでしょうか。

まずいえることは、患者は自分の身を防衛するために、薬を多用しないことです。必要最小限度の薬を服用する、という考えに改めなければいけません。

日本人の薬好きは有名です。中には、一日に一〇種類も一五種類も色々な薬剤を飲んでいる人がいますが、その服用の仕方を変えていくことが必要な時代になっていると思われます。

医療は「心半分、薬半分」といわれることがあります。これは、私の親しくしている大先輩の内科医師が、今でもしばしば口にする言葉でもあります。

必要最小量の薬を飲んで、後は、医師と患者の信頼関係と、医師の優しさと思いやりで補うことができるものなのです。

よく、「病は気から」といいます。どんなに高価な薬を飲んでいても、心が晴れなければ病気の症状は良くなりません。患者は、ジェネリック戦争に巻き込まれないように、本当に自分の体に効果のある薬を先発品、後発品の中から選んで飲むようにしなければならない時代が到来しているのです。

「命を延ばす習慣の極意　十則」

一　食事と雑談を同時にするな

老いを感じたら、口に食べ物を入れながら喋《しゃべ》るのはやめること。誤嚥の元です。食べる時はしっかり食べ、それから話すようにすることです。

二　ヘルペスが頻発する時は免疫力低下を疑え

特に、帯状疱疹《たいじょうほうしん》がよくできる時には、免疫力が落ちていることが多いので、がんなどの再発がないかどうか注意した方がよいでしょう。

三　在宅介護は家族が共倒れしないようにせよ

在宅介護の主役は家族ですが二十四時間介護ができるかどうか、よく見極めてから行うべきです。

四　在宅死はわずか一三％

ほとんどの人が、看取りの最後は病院で、という傾向が続いています。それだけ在宅で看取ることは、困難なことをよく知っておくべきです。

五　老衰で亡くなる人は七・一％しかいない

人生を終える時、老衰が最も幸福な死であることは、誰もが想像つくはずです。一〇〇歳を過ぎると、ほとんどの人は老衰死しています。やはり、一〇〇歳まで生きて天国へ召されるのが一番自然の摂理にかなっている、と思わなければいけません。

六　喉をしっかり鍛えよ

カラオケ良し、知人との団欒良し、長電話良し、笑い良し、ともかく、喉を鍛えましょう。食べ物が喉をスムーズに通るようにすることが、長生きのコツです。

七　時々アドレナリンを出そう

積極的に人の嫌がることを買って出て、緊張感を高めましょう。自律神経のうち交感神経を緊張させアドレナリンを分泌させることが長生きのコツです。

八　いくつになっても朝立ちのある男でいよう

朝立ちはレム睡眠に支配されています。規則正しい睡眠をとれれば、必ず朝立ちがきます。

九 多病息災を貫いて長生きしよう

無病息災は、昔の話。今や三つ四つの持病は当たり前です。しっかり自己管理をして生き抜きましょう。

十 ポックリ病に気を付けよう

ポックリ病は心室細動を起こすブルガダ症候群の代名詞です。ポックリ逝かないために、過労と深酒に注意しましょう。

第五章

孤独ストレスを撃退せよ

孤独な事務長を救った特効薬

事務長と言えば、院長や師長と並んで、病院や診療所では三本柱の一つといわれている重要な職責を担っています。それだけに、勤務の上で発生するストレスは相当なものだろうと思います。

彼が私のところに勤めるようになってから、経理や人事はもとより、従業員の苦情処理をするために、院内を駆けずり回っていたものでした。

しかし、シニア世代に突入してからは事務長室に閉じこもっていることが多くなり、ほとんど部屋から出てこなくなりました。スタッフの中には、その事務長室を隠居部屋などと陰口を叩く者が出てくるようになっていました。

もちろんその異変に私も師長も気が付いていましたが、おそらく多忙な業務の悩みと、何か我々に言えないような家庭内のトラブルを抱えているのだろうと想像していました。

近ごろは顔色も冴《さ》えず、口数も少なく、ただ黙々と机に向かって電卓を叩き、書類に判を押しているだけの勤務状態で、その後ろ姿には明らかに孤独ストレスが覆いかぶさっているように見えました。

彼は優秀な男で、大学の学部を二つも卒業してから地方銀行の支店長を務め、その後私のところに勤務するようになったのですが、畑違いの仕事で最初は相当戸惑うことも多かったようです。

しかし、その後は慣れるにしたがって上手くこなしていたように見えていたのですが、医療機関は女社会ですから、看護師たちとの折衝が知らず知らず大きなストレスになっていたのかもしれません。

このままの状態が続くと、引きこもりが激しくなって、とても医療機関の業務をこなすことはできなくなってしまい、下手をするとスタッフたちの信頼を失って引退に追い込まれかねません。そこで、私は彼が事務長室に閉じこもらないようにするために、外出をする時はできるだけ連れ出すように心がけました。

とりあえず、彼を講演に出かける時の付き人にすることにしました。人柄は極めて誠実かつ温厚そのもので、感情の起伏を決して表面には出しません。それに加えて顔には、付き人にはもったいないくらいの気品が漂っています。

そんなある日、私は横浜のある企業の講演会に招かれました。

運転は私がして、彼は助手席で地図を広げていました。道が混んでいて渋滞に巻き込まれ、会場に着いたのは、講演が始まる一五分くらい前でした。

すると、主催者の方でもハラハラしながら私の到着を待っていたのでしょう、会場の玄関から、四、五人の背広姿の男性がバラバラと小走りに車にかけ寄ってきました。

そして彼が助手席のドアを開けるのを待ちかねたようにして、「さあ、先生、こちらへどうぞ」と言いながら彼を取り囲み、背を押すようにして会場の玄関の方に向かっていったのです。彼の方も堂々とした姿で、愛嬌を振りまきながら一緒に颯爽《さっそう》とした姿で歩いていくではないですか。

その後ろ姿を唖然として見ている私に、ビルの警備員が声を掛けました。

「運転手さん、車は地下の駐車場へ入れてください」

私は言われるがままに車を移動し、車を降りると左手にカバン、右手に講演会場の舞台用の靴をぶら下げて、とぼとぼと一人で控室へ向かいました。

控室に入っても、彼を講師と思い込んでいる担当者たちは、私に見向きもしません。

その時ほど、惨めな思いをしたことはありません。いっそのことこのまま彼に講演をさせて、私は控室のソファーに寝転んでドライブの疲れを癒そうかと思ったくらい腹が立ちましたが、彼の何食わぬ顔をして平然としている様子を見ていると、何も言えませんでした。

講演が終わって診療所へ戻り、その話を病棟師長に打ち明けると、彼女だけではなく、居合わせた病棟スタッフたちはお腹を抱えて笑い転げています。中には、

「多分いつも先生の我儘《わがまま》に耐えている鬱憤《うっぷん》晴らしをしたに違いない、よくやった」と手を叩く者もいる始末です。この一件は、私の自尊心を著しく傷つけるのにあまりあるほどの毒薬になりましたが、事務長にとっては、ストレスを発散する最高の特効薬になったようでした。

それからというもの、私が講演や出版関係の仕事で出かける時には、生き生きとした顔色で付いてきます。あの隠居部屋の彼とは見違えるような姿になりました。長い人生では、このように誰でも自分に迫ってくるストレスによって、孤独な心理状態に陥ることが一度や二度は必ずあるものです。私も事務長と同じように、大学受験や病院の経営など人生の色々な局面で、本当にノイローゼになるほどの挫折感や孤独感を味わったことがあります。

そんなことを思い出すと、事務長が私以上に立派な講師に見えたことに対しては、少しも腹が立ちませんでした。そして、私が彼の孤独に対して行った処方箋が意外なほどの効果を発揮したことに満足したものでした。

孤独は胃壁の色を変える

我々はストレスに晒されると、体に色々な変化が現れることは体験的によく知っています。中でも、ストレスに対して一番敏感に反応する臓器のひとつが胃です。胃は極めてデリケートな器官で、精神的なストレスを受けやすいことは生理学的にも実証されています。

たとえば、失恋だとか肉親の突然の死とか、あるいは倒産だとか、思わぬ事件に巻き込まれた時などは、そのショックは計り知れないものがあります。そのために、食欲が完全になくなってしまうこともあります。まさに、物が喉を通らないという状態です。同時に、不眠症や断眠という症状が例外なく襲ってきます。

なぜ、大きなストレスが加わった時、我々の胃は食欲をまったく失ってしまうような状況に陥ってしまうのでしょうか。このことは、アメリカで起こったある事件がきっかけで確かめられることになりました。

ニューヨークに住んでいた九歳になる男の子が、ある日、誤って熱いスープを飲み、食道に損傷を受け、食べ物を口から摂取することができなくなったのです。やむを得ず少年は、胃に大きな穴を開けて、食べ物をその穴を通して直接入れるという手術を受けました。その時少年を担当した医師たちは、驚くべき胃の状況を知ったのです。

なんと胃の粘膜が、少年の感情によって様々な色に変化していたのです。

少年の感情が安定し、気分が良い時にはきれいなピンク色をしています。しかし興奮して感情が昂《たかぶ》り、怒っている時には真っ赤に、また、何か恐怖を感じるような環境に置かれると、胃壁は真っ青になってしまったのです。

それは、胃壁を流れる血液と大きな関係があることがわかりました。つまり、精神状態が安定している時は胃の壁を流れる血液も正常に保たれていて、その壁の色は生理的な美しい色をしているというわけです。ところが、興奮して怒り狂った状態になると、血管が怒りで拡張しその中に大量の血液が流れ込み、胃の壁は真っ赤になります。そういう状態の時には、塩酸やペプシンなどの消化液も増加していることがわかりました。また、恐怖に晒されると血管は収縮し、血液の流れが減少して胃壁は赤味を失い青色に変わります。この場合、消化液は減少していました。

それほど感情の変化が如実に胃の粘膜に現れるということが、この観察で明らかになったのです。この現象は後に、少年の名前を取って「トムの胃」として生理学や内科学などで、詳しく紹介されるようになりました。

今では胃潰瘍はヘリコバクター・ピロリ菌という細菌によって発生することが明らかになっていますが、その発生の誘因としてやはりストレスの影響が否定できません。寿命を縮めるような事件に遭遇すると、一夜にして胃潰瘍が発生し、吐血することもあります。この場合には、同じように胃壁を流れる血液の量が急激に変化し、そのために血管に損傷が起こるのではないかと考えられています。

男は死別より生別に弱い

孤独を考える上で、いかに男性が女性以上に孤独ストレスに対して弱いか、ということを示すデータをひとつ挙げてみます。

序章では、離婚した男性の平均寿命は、配偶者がいる人に比べて一〇・三四年も短いというデータを挙げましたが、今度は配偶者と死別した時と離婚した時の平均寿命を比較したデータです。

これも国立社会保障・人口問題研究所の統計ですが、四〇歳の男性が妻と死別した時には、平均寿命が四・一一年短くなることがわかりました。

しかし、これに比べて離婚した時には、前にご説明したように一〇・三四年短くなります。離婚した時の方が、六・二三年短くなっているのです。この数値は、いかに妻と生き別れることが、男性の命を脅かすほど大きなストレスになっているかを示す証拠です。

一方、女性の場合はどうでしょうか。夫と死別した妻は平均寿命が一・九六年短くなることがわかりました。それに対して離婚した場合には、四・七九年短くなるというデータが残されています。

つまり、妻の場合は、夫に比べると、死別と離婚ともに数値は低く、離婚しても二・八三年しか影響を受けていないのです。

こうしたデータを見る限り、男性が女性に比べて、いかにストレスに弱いかよくわかるような気がします。

男の中には生き別れのショックから立ち直れずに、復縁を迫る人もいます。それが高じてストーカーという犯罪に落ちていく人がいることも、しばしばメディアなどで報じられている通りです。

男は何と女々しい動物なのか……と嘆きたくもなりますが、それほど生き別れのストレスは男性の心にとって大きな痛手となることが多いのです。

アメリカのハウジング・ファースト

世界の先進国が国民の孤独対策に頭を悩ませていることは、序章のイギリスの例を見てもわかる通りです。孤独の状態から脱出するために、悩める人も、その人を取り巻く社会も、放置できない現状に知恵を絞っています。

しかし、これだけ科学が進歩を続けていても、孤独に効く特効薬を発見することは今のところできていません。孤独感に陥った人の症状に合わせて、精神安定剤や睡眠薬などを対症療法として投与し、症状を軽減させることはできますが、それも一時的なことで、根本的には薬で完治させることはとても難しいのです。

アメリカでも、ストレスに対する研究が盛んに行われています。

中でも有名なのはカナダ国籍のハンス・セリエ博士がアメリカとカナダの大学で研究した、ストレス学説です。今から九〇年前の学説です。

ストレスと言えば、この学説が研究の主流を占めていました。そして胃潰瘍の発生などはストレスによって発症するものであるという考えが、長い間世界の医学界を支配していました。その後ヘリコバクター・ピロリ菌が、潰瘍発生の元凶であることが、オーストラリアのロビン・ウォレン博士とバリー・マーシャル博士によって発見されるまで、セリエ博士のストレス学説は医学の定説でした。その後、学説には一部修正が加えられましたが、人体とストレスの根本的な研究として今もなお輝かしい業績として知られています。

セリエ博士の研究を契機として、それ以来多くの研究がなされましたが、T・H・ホームズ博士とR・H・ラーエ博士らによる、人が受けるストレス強度を数値で表した研究もそのひとつです。それによると、第一位は「配偶者との死別」で一〇〇点、二位が「離別」で七三点、三位が「別居」で六五点でした。

ちなみに「監獄への収監」が六三点で、それよりも配偶者との死別、離別、別居などが計り知れない大きなショックを人に与えることがわかりました。

こうした大きなストレスによるショックを受け、孤独に陥った人がアメリカでも引きこもり状態に陥り、社会との隔絶をするようになる人が多くいるようです。

そうした状況に対してアメリカ社会はある思い切った対策を考案しました。

それが「ハウジング・ファースト」というアイディアです。

ハウジング・ファーストとは、住宅第一という意味です。これは公的な資金で生活扶助や医療扶助、それに介護扶助などをする前に、まず孤独な人が住む住宅を用意するという施策です。そうすることで、とかくアメリカの一人暮らしの人がなりやすい、ホームレスの状態を解消することに狙いがあります。

そうして住宅を確保した上で、入居した人に大切な数々のケアを行い、かつ社会との接触を密にするようにアドバイスしていくのです。

イギリスでもアメリカでも、このように孤独な環境になった人を救うために色色な対策が施されているのです。

我が国でも、こうした世界各国の対策を他山の石として、対策を急がなければならないと思われます。

臨床宗教師の時代

アメリカ社会では、ハウジング・ファーストの対策だけではなく、社会の中で発生する国民の心の悩みについても様々な対策が考えられています。

そのうちのひとつが、聖職者が社会の中で発生する色々な歪《ゆが》みに対して積極的に対応を行う、というシステムです。

心のケアについては、欧米ではかなり古くから対策がなされてきました。

たとえばヨーロッパでは、遠く四世紀から従軍牧師の存在が知られており、戦地に行く兵士の心のケアを行うために、軍隊に同行していたことが知られています。

アメリカでは、軍隊、病院、学校、刑務所など幅広い施設、団体に牧師さんなどの聖職者が心のケアを行うために派遣されています。こうした聖職者は教会や寺院に属さずに単独で働いている場合が多く、「チャプレン」と呼ばれています。

このような聖職者が、現代社会の中でとかく発生しがちな心の病、特に孤独に対する良き助言者になることは、社会の安定のためにも非常に役立つのです。

先日も、聖職者の存在がクローズアップされました。

一二人のサッカー少年とコーチが、タイ北部のタムルアン洞窟の中に閉じ込められてしまったのです。その洞窟の深さは五キロメートルに及び、雨季のタイでは洞窟の中に大量の水が入り込み、また酸欠の危険も迫っていました。

その時、少年たちを励まし、心のケアを行い、救助が来るまでの間彼らを守り続けたのは、仏門に長らく身を置いた僧侶の経験がある、若き二五歳のコーチであったと伝えられています。彼の存在があったからこそ、少年たちはその恐怖と苦痛に耐え、助け出されるまでの一七日間を、耐えることができたようです。

こうした事実を振り返ってみても、人の心の支えになる聖職者の存在は今後ますます、この人間関係が複雑化していく社会では必要ではないかと思われます。

ある若き脱サラ僧侶の再転職

宗教関係に籍を置いている人のことで、私には忘れられない思い出があります。叔母が、一時私のところに身を寄せたことがありました。ところが、脳梗塞を発症し亡くなってしまったのです。そこで、横浜の方で火葬にして郷里のお寺の墓に納めることにしました。

身内の者だけで家族葬をすることにして、お経をあげてくれる僧侶を頼みました。年のころ三五、六歳でしょうか。背がすらりとした、なかなかハンサムな男性でしたが、そのお経は今まで聞いたことがないほどお粗末なものでした。

聞いている途中、私は腹が立ってきました。それでも我慢して、読経が終わり火葬している間、控室で遺骨が上がってくるまで待っていましたが、どうも納得できないので、私はお経をあげた僧侶のそばへ行って言いました。

「あなたは、どこのお寺の住職なの」

その問いに対して、彼は気まずそうに、

「実は今、修行中の身なんです」

と答えました。

「正直言って、あなたのお経はちっとも有難味がありません。修行中ということは、最近よく見かけるようになった脱サラの方ですか？」

「そうです。半年前から修行しているのですが、まだまだ未熟です」

そう答える青年の顔を見つめながら、私はハッキリと言いました。

「それにしても、本当にあなたには読経のセンスがないと思う。三万円のお布施を返してもらいたいくらいです。我々医者の間でも、ヤブ医者がいますけど、あなたはとにかく僧侶には向いていないと思います」

私の声がすこし厳しかったのでしょう。周りにいる親族は、驚いた顔で我々二人を交互に見ています。私の妻などは、「もうやめなさい」とハラハラした様子で手を振っています。

それにもかまわず、私は続けました。

「どうですか。信仰の世界に身を置きたいと思われているのでしたら、うちの診療所に来ませんか」

「え……？」

「あなたのように優しそうな人なら、介護士の仕事が適していると思うのです。まず、私の目に間違いはないと思いますよ。患者さんたちも、きっと喜んでくれると思います」

「あの……」

彼は、驚いた顔で聞いてきました。

「介護士って、どんな仕事をするんですか？」

「どんなって、この高齢化社会ですから、まずは、おむつ交換を覚えてください。それができるようになったら、患者さんの相談相手になってください。おそらく、あなたにはその両方の仕事が向いていると思いますよ」

「えぇっ!?　この私がおむつ交換を？」

そう言って目を丸くしている彼の顔を、私はじっと見つめながら、

「私が、あなたをきっと立派な介護士に育ててみせます。任せてください」

と、胸を張って言いました。

先のアメリカ、タイの例にもあるように、これからの社会では、宗教師の存在がますます必要になってきます。

すでに我が国でも一部の大学で、この職業のための講座を開いているところがあります。まだ数は少ないのですが少しずつ臨床宗教師が育ってきています。

私がスカウトした脱サラ僧侶も、彼さえしっかりと修行するつもりがあれば、立派な臨床宗教師になれると思いました。ですが、我が国ではこうした人たちを採用した場合でも、なんの保証もないのです。

そこで私は考えました。彼を立派な臨床宗教師に育て上げるために、まずは生活の糧を与えなければなりません。そのために、介護士として採用したのです。

もちろん給料を払う以上、介護士の仕事をしっかりとしてもらいます。介護とは、排泄物の処理が第一の仕事です。つまり、おむつ交換が絶対に欠かせません。それに、入浴介助、食事介助、ベッドのシーツ交換などなど、患者の身の回りのことはひと通りやっていただきます。そして、介護の仕事が一段落した時に、臨床宗教師としての仕事をしてもらうのです。

とにかく昨今の入院患者は孤独です。面会人も少なく、寂しい思いをしていることが多いのです。その孤独を癒すために、身の回りの世話をしてくれる人に、心の悩みや病気の悩みを打ち明けることが、どんなに病める人に心の安らぎを与えることになるか計り知れないのです。

こうして私に説得されて、彼が介護の仕事に携わるために、診療所に姿を見せるようになってから一年が経ちました。彼は黙々と介護の仕事を続け、そして手が空いた時には患者の話を聞いています。お経は相変わらず下手です。時々、どれくらい上達したか院長室でお経をあげさせてみることがありますが、なぜお経だけは一向に上達しないのか、首をかしげることがあります。

子供のころ、小学校の校長の叔父にスパルタ教育でお経を仕込まれた私の方が、遥かに地声の響きが上なのです。

ただ、お経や歌が下手でも、顔立ちだけは男の私でも惚れ惚れするようないい男なのです。彼の姿を見ると、特に七〇代、八〇代の女性患者は胸がときめくのでしょうか、目の輝きが違います。

この調子では、老人たちからチップやお布施が集まることは間違いありません。私どもで払う給料だけでは大の男がとても生活できそうもありませんが、その老人たちが手を合わせながら彼に渡す心付けで、彼はますますおむつ交換に励んでいけるに違いないのです。

これからは、彼の介護士としての腕前を信じて、新しい職業に精進して欲しいと願うばかりです。

孤独の憂さを晴らす極意　十則

一　三食をしっかり食べよ

エネルギーを補給しなければ孤独な体の三七兆個の細胞が悲鳴をあげ始めます。特に朝食をしっかりと食べて、体内時計のスイッチを入れましょう。

二　憂さを晴らす酒は赤ワイン

赤ワインは葡萄の皮ごと製造に使われるので、濃い色のものほどポリフェノールがたっぷりと含まれています。活性酸素の除去に極めて有益にはたらきます。

三　茶飲み友達を作れ

人とのコミュニケーションが、孤独ストレス排除の特効薬になります。

四　小旅行を楽しめ

環境を変えることは気分を一新でき、引きこもり対策にもなります。旅行仲間を確保しましょう。

五　親族との縁は切るな

孤立すると孤独死の危険が迫ってきます。できるだけ親や子供との連絡は密にしましょう。

六　酒は飲まずに嗜め

嗜《たしな》むとは、節度を持って飲むという意味です。つまり、酒は自分の判断で適量を料理に合わせてちびりちびりとやるのが、上手な飲み方ということになります。

七　終日無口な生活は避けよ

誰とも会話をしない状態が続くと、うつ状態はさらに深刻なものになります。一日一回でいいから、電話で友人とおしゃべりをすることを心がけましょう。

八　神社仏閣めぐりをせよ

近ごろは全国の神社仏閣を参拝するツアーが盛んだといわれていますが、普段から信仰心を持って心の修行をしておくと孤独に陥っても立ち直りが早くなります。それに信仰心が現代社会で大切なことは、臨床宗教師の存在がクローズアップされてきていることでもわかります。孤独にとらわれないようにするためにも、信仰心がますます求められる時代になってきました。

九　古典文学を読み漁れ

平安時代の文学は、精神を安らかに、かつ平穏な状態にする力があります。孤独の脱出には教養が大変役に立つことを再認識しましょう。

十　免疫力を保つための最強の対策

ストレスが加わると、副腎からコルチゾールというステロイドホルモンが多量に分泌されます。これが免疫力を低下させるのです。それを防ぐためには、ストレスに負けない強い心に鍛えるのが、最強の対策です。そのために、孤独な暮らしから早く脱出しましょう。

終章

華やかに人生を締めよう

天国に金は持っていくな

本書もいよいよ最終章を迎えることになりましたが、ここでは、孤独な人生にどのような決着を付けるべきなのか、ということをお話ししてみようと思います。その決着の付け方次第では、今までの暗く淋しい孤独人生から明るく華やかな実りある孤独人生に変えることができると思われるのです。

人生の始末の付け方で、まず問題になるのは財産のことです。よく「いくら財産を持っていても、墓場までは持っていけない」と言われますが、まさにその通りです。現在の社会ではどんなに財産を残しても、その財産は遺産相続を二〜三回繰り返すと、ほとんどなくなってしまいます。

入院患者さんの中には、相続税で子供たちが苦労するくらいなら、いっそのことお金など一銭も残したくないという人もいます。まずは、全財産を使い果たして天国に旅立っていくことに決めたある男の話を紹介しましょう。

二五億を使い果たす男

音楽雑誌の編集長を長らく務めていたOさんが、ある時相談にやってきました。私の診療所内の、今は使っていない百坪ほどあるリハビリテーション室を貸してくれないかというのです。何をするのかと聞きますと、大幅に改造してオーケストラの練習場にしたいと言うのです。

しかし、もう何年も使っていない倉庫同然の部屋なので、そこを練習場に改造するとなると、相当なお金がかかります。それはお金の無駄遣いだから、設備の整ったところを借りてはどうか、と私は説得しました。

しかし、彼としては、この森に囲まれた静かな環境の私の診療所に、やけに魅力を感じているようでした。

「今オーケストラと言ったけど、何人編成くらいのものを考えているの」

「最低でも四〇人。できれば、五〇人編成のバンドにしたいんだけど」

「すごく大がかりだね。それでどんな音楽をやるの？　クラシック？」

「いやいや、ポピュラーですよ。世界ではコンチネンタルタンゴと言えば、古くは『夜のタンゴ』で知られるドイツのバルナバス・フォン・ゲッツィ楽団、『真珠採りのタンゴ』の同じくドイツのリカルド・サントス楽団、『オレ・ガッパ』の自作自演のオランダのマランド楽団、それに『碧空』などの名演奏で有名なドイツのアルフレッド・ハウゼ楽団、まぁ歴史に名を残すバンドと言えば、この四つでしょうか。先生もタンゴが好きだから、よく御存じですよね。そこで、こうした一流バンドに負けないような素晴らしいタンゴバンドを結成したいのです。そして、世界のタンゴの名曲だけではなく、日本で生まれた素晴らしい曲を一流のアレンジャーに頼んで、世界に紹介したいのです」

「それはすごい」

私は、自分の大好きなタンゴバンドを新しく結成すると聞いて、久しぶりに血がたぎりました。

しかし、そうは言っても、五〇人編成のバンドを作るとなると、莫大な費用がかかるはずです。また、そのバンドの維持費も、見当がつかないくらいの金額になるのではないかと思うと、喜びも一瞬のことで、やはり彼には診療所の改造は断念させた方がいいのではないか、と思いました。

でも、彼は引き下がりません。背広の内ポケットから預金通帳を出して、私に見せました。

その通帳を開いた瞬間、私は目がくらみました。通帳には、数字の横に〇がずらりと並んでいたのです。それを数えているうちに、ますます頭がクラクラしてきました。

「……二五億？」

そう口の中で呟《つぶや》き、もう一度目を凝らすと、確かに二五億円のお金が通帳に入っています。私はもうあまりの衝撃で言葉を失い、ただ彼の顔を見つめていました。

Oさんは、今年七五歳になります。音大を出て、最初に勤めた勤務先で知り合って結婚した妻とは、若いうちに離婚しました。彼が勤務の傍ら結成したアマチュアバンドに熱中しすぎて、夜も帰宅しない日が続いたことに原因があるようでした。そのせいか、子供には恵まれず、この年になるまで一人暮らしです。

Oさんは、音楽だけではなく株に対しても特別な才覚と嗅覚を持っているらしく、彼一代で二五億円という大金を手に入れました。そしてこの先何年生きられるかと考えた時に、そのお金は全部使ってしまおうと思うようになったようです。

私とOさんは、同じ音楽の趣味を通して、四〇年くらいの付き合いになるでしょうか。私がまだ、大学病院にいた若いころ、彼は胃潰瘍を患い、それが悪性のものではないかと悩んで、検査に通い詰めていたのです。

その後、私が開業してからも彼とは縁が切れず、気が付いたら、お互いに寿命を終わりから数えた方が早い年齢になっていました。

さて、オーケストラの件ですが、計画書を見ると、彼はどうやら本気のようです。実に綿密に、結成したオーケストラが世に出るまでのスケジュールが描かれていました。そこには一年間の人件費の概算、それに公演やレコーディングにかかる費用、また超一流のアーティストをゲストに迎えた時の費用なども計算されています。そうした金額から考えると、私の診療所の部屋の改造費など、微々たるものであることがわかりました。

「しかしOさん、男の夢もいいけれど、二五億もお金を持っていたら、何もしないで、ヨーロッパあたりの一流ホテルに泊まって、毎日好きなクラシックでも聴いて、悠々自適な生活をした方がいいんじゃないの？　そして、お金を使いきれなかったら、それは最後に遺言状を書いておいて、どこかの音楽関係の団体へ寄付した方がいいよ。それこそ、好きなアルフレッド・ハウゼの楽団に寄付をして、さらに日本の名曲を演奏してもらってもいいだろうし……それをあえて、七〇代半ばになって、オーケストラ結成という、すごいお金と労力を要する事業に挑戦することはないと思うのだけれど、その気持ちは変わらないの？」

「ええ。大丈夫ですよ！」

私の言葉を反芻《はんすう》するようにして、彼は大きく頷きました。


それから、半年ほど経ったころでした。彼は計画書を手にやってきて、

「どうやらバンド結成は順調に進みそうです。世界から日本にやってきている若い留学生も交えて、有能なスタッフをオーディションで選びます。バンドマンが揃うまで少し時間があるので、私はコンチネンタルタンゴの本場のヨーロッパを視察してこようと思います」

そう告げる彼の顔には、今までの長い付き合いの中で見せたことがないほどの生き生きとした生命力があふれているように見えました。そして、一人暮らしが長く、孤独に苛まれた影など微塵も残っていませんでした。

それから数日後、彼はヨーロッパへ大きな希望を抱いて旅立っていったのです。

親子関係はビジネスと考えよ

今年八〇歳になった男性患者のGさんは、退院する日に、五〇歳になる息子さんを連れて診察室に挨拶にやってきました。

三カ月ほどの入院でしたが、持病の高血圧と不整脈がようやく治まったので、いったん帰宅して自宅で療養することになったのです。

Gさんは、退院の礼を述べた後で、一人息子の方を指さしながら言いました。

「先生、こいつに何かいい仕事はないでしょうか。入院していて感じたことですが、病棟も人手不足で大変なようですから、介護士に使ってもらえないかと思っているんですが……」

その言葉に、私は直《ただ》ちに明るい声で答えました。

「そりゃあいい考えですね。これからは、介護士はいいですよ。今はどこの病院や施設でも、介護士がいなくて困っているんです。あなたのように働き盛りで、しかも体格も良く、言葉遣いも丁寧な人は、介護にぴったりですよ。もしその気があれば、明日からでもうちの病棟で働いてみてくれないだろうか」

しかし、息子さんはその私の言葉を遮るように、胸の辺りで手を激しく振りながら、

「ダメです。犬の糞なら拾って歩くことはできますけれど、大人のあれは、とてもとても私の手には負えません。せっかくですけど、お断りします」

「それじゃあ、葬儀屋さんはどうだい」

私は、間髪をいれず言いました。

「あなたのお父さんが入院していたこの三カ月で、ずいぶん多くの人が亡くなったのを見たでしょう。その時に、葬儀屋さんがご遺体を病室から運び出すのに四苦八苦していたでしょう。その葬儀屋さんたちだってみんないい年なんですよ。ああいう、年輩の人に最後の面倒を見てもらうんじゃなくて、あなたみたいなぴちぴちした青年に天国へ運ばれた方が、患者さんも喜ぶと思うよ」

「いや、いやいや」

息子さんは、激しく手を振り、頭まで振って拒否しました。

「じゃあ一体何がやりたいの。お父さんは、あなたの将来のことを心配して言っているのだけど、また、前のように家の中に閉じこもって暮らすつもりなのかな。それはそろそろ潮時だよ」

説教するつもりはないのですが、息子さんの煮え切らない態度を見ていると、説得しようとしている方も腹が立ってきます。そばで聞いているお父さんは、もっともだという顔で、私の言葉に大きく頷いています。

「まあ、私がお父さんに代わって小言を言っていると思って、聞いてくれないかな。中国の孟子が『恒産なくして恒心なし』という言葉を残しているのだけど、この言葉は、いつも働ける仕事を持っていなければ、心は豊かにならず、人を慈しむ気持ちも生まれてこないものだ、ということを教えているんだよ。まあ、お父さんも私と同じ気持ちで、君に働いてもらいたいと思っているのだろうけど、お父さんが八〇歳、君が五〇歳、こういう状態を世間では『八〇五〇問題』と呼んでいるんだよ。つまり、年老いた親の脛《すね》を齧《かじ》って、大の男がいつまでも働かずに生活しているということはよくないことなんだ。とにかく、人は働かなければならない。生きている間は、働けるうちは働いて、生涯現役を貫く、それが人生だよ。これ以上何も言うことはないけど、もし気が変わったら、いつでもおいで。うちの病棟スタッフは、みんな大歓迎だよ。だから早く決めなさい。待ってるよ」

そう手を差し伸べると、息子さんは仕方がないという顔で小さく頭を下げながら、手を差し出しました。

ひと月後、事態は急展開しました。父親が心臓の発作で再入院してきたのです。その付き添いで、息子さんが父親の面倒を二十四時間見守ることになりました。しかし個室の中で白衣を着せられ、にわか作りの介護士にさせられた息子は、しょんぼりとした顔でソファーに座って、ため息ばかりをついています。

その息子に対して、父親はある条件を突きつけました。

「この自分の入院を境に、親子関係をビジネスとして考えてほしい。つまり、私の介護に対してきちんと日当を払うから、そのお金で自分で病院の近くに部屋を借り、独立して暮らしていくんだ。お金は一人で暮らしていける分を十分に払うから、それで、自活するということがどういうものか、味わって欲しい。そして、できれば、この一年くらいの間に婚活をして、いい相手を見つけて早く結婚をし、親の元気なうちに孫の顔を見せてもらいたい」

この父親の提案に、さすがに今まで脛を齧っていた息子さんも、何かぐっとくるものがあったのでしょう。話し合いの結果、白衣を着て、父親の世話をする決心をしたのです。

しかし、現実と想像とは、ひどくかけ離れているものです。

朝と夕方になると、どこかしらの病室から、大便の臭いが漂ってきます。これは、マスクをしても耐えられるものではありませんでした。やっぱり俺はダメかとあきらめかけますが、しかし、父親の顔を見ていると、ダメだとは言い出せません。どうしたものかと、暗い表情が絶えず彼の顔を覆っています。

それを勇気づけたのは、病棟の師長や主任、それに若い看護師と介護士たちでした。もっとも、若いといっても当院ではみんなそれなりに年をくっています。中には、六〇歳を過ぎた介護スタッフもいます。息子さんに一番年が近いのは、病棟師長です。ただし、師長は患者にしろ、家族にしろ、なよなよとした男はゴキブリ以上に嫌いですから、見向きもしません。師長は、息子さんをまるで自分の子供をいさめるような調子で厳しくしごき始めています。

「大丈夫。私たちは患者を扱うプロだから、あのなよなよした息子を、患者だと思って丁寧に扱って、ここから逃げ出さないようにします。そして、人を介護する仕事がどんなに楽しいものかということを、最後にはわからせてみせます。私たちの実力を見ていてください」

そう言って、師長は白衣の胸を叩きました。

その予言は見事に的中しました。彼は一カ月も経つと、カラオケに誘われると嫌な顔ひとつ見せず、マイクを握って昭和の歌謡曲を熱唱するようになりました。それを、同席しているおばちゃんたちが、大いに手を叩いて囃《はや》し立てます。

そして締めの一曲は、当院きっての高齢職員である厨房のおばちゃんが一緒にマイクの前に立ち、『昭和枯れすすき』を熱唱しています。そのデュエット姿に、師長たちはお腹を抱えて笑い転げています。

この調子なら、息子さんは病棟の環境に馴染み、いずれ一人立ちをして生きていけそうです。

ただし、残念なのは、彼の花嫁候補が当院では見当たらないことでした。

「仕方がないから、七〇歳過ぎた掃除のおばさんを紹介しようか、それでも仲良く暮らしてくれれば最高だ」

と思いながら、私は彼の成長していく姿をじっと見つめているのです。

老後を子供に頼るな

親が高齢になるということは、次世代の子供も年を取るということです。たとえば、親が九〇歳になると息子や娘は六〇代を遥かに超え、七〇代に差し掛かる場合もあります。そうなると、もし同居しているとすると、高齢者が三人も四人も一緒に住むという状態になってきます。

人は病の器、という言葉があるように、老いれば病に悩まされることが多くなるものです。親も子供も生活習慣病などの病気で、病院通いをしなければならない状態に陥ることも多くなります。こうした場合、両親の世話を次世代の高齢者の仲間入りをした子供がすることは、なかなか容易なことではありません。

それに加え、核家族化や少子化の問題がさらに親子の関係を難しくしています。

実際、入院してくる患者さんを見ていると、どうかするとキーパーソン（身元保証人）になる子供の方が、親以上に心許《こころもと》なく、とても入院後の手続きや介護には向かないのではないかと、不安になることも多いのです。

それに、入院が長くなると毎月の入院費の支払いが容易ではない、という現実問題が発生します。生活保護を受けている人は、医療費の全額を国が扶助してくれますから、長期入院した場合でもなんとか入院を続けることができますが、国民年金で暮らしている老老世帯などでは、この医療費の自己負担分を支払い続けることが難しくなってきます。

現在の日本で自営業の人が受けている国民年金の平均額は、七〇〜八〇代で六万五〇〇〇円程度だといわれます。入院の自己負担額は、入院費そのものは平成三十年現在で五万七六〇〇円で打ち止めとなりましたが、その他に食費やおむつ代や部屋代などの費用を合算すると、市中病院では、大体一カ月一五万〜二〇万円くらいかかることを覚悟しなければなりません。

とても、六万五〇〇〇円の年金で支払える金額ではありません。

では、入院してくる人は、不足分をどのようにして補っているのでしょうか。

結局は、今まで貯えた預金を崩して補填するか、次世代の子供たちに協力を求めるか、のいずれかの方法しかないのです。

しかし、子供も生活のためのお金がかかります。住宅ローンを抱えている場合もありますし、両親にとっては孫にあたる、子供たちの教育資金の調達も考えなければなりません。それから、子供たちの老後の問題もあります。

つまり、とても両親の面倒を見ている余裕などないのです。

したがって、八〇歳の声を聞いた高齢者は、一〇〇歳になるまでの二〇年間を生き抜くための最低限度の生活資金を働き盛りの四〇～五〇代のうちに貯えておかねばなりません。また、生命保険や傷害保険、その他万全の備えをしておき、子供たちに一切の負担をかけずに人生を全うするという覚悟を持って、残された人生に立ち向かっていかなければならないでしょう。

たとえ年を取っても、子供に頼らずに生きていかなければならない時代がやってきたのです。

自分史を書き残そう

人生も長くなってくると、身の回りには捨てがたい品々がいっぱいになるものです。近ごろは「断捨離」という言葉がよく使われます。必要でなくなったものを断って、捨てる、物に執着することから離れて暮らしていく、という意味です。

しかしそうは言われても、身の回りにあるものをひとつひとつ眺めていると、簡単に捨てられないのも人情というものです。

特に、家族や友人との思い出がいっぱい詰まったアルバムは、とてもごみと一緒に処分するなどという気持ちになれないものです。

写真に興味がある人は、年を取るとそのアルバムの多さに自分でも驚くことがあると思います。それに友人知人と交わした手紙なども、捨てがたいもののひとつではないかと思います。

その他、年賀状や名刺、それに苦労して書き上げた仕事の企画書、あるいは雑誌や新聞に投稿した掲載記事など、数え上げればきりがありません。どれも、できれば一生手元に置きたいと思っている人が多いに違いありません。

しかし、自分がいなくなった後に、一体誰がこの大切な物を処理してくれるのかと思うと、それも心配になってきます。おそらく自分がいなくなると、アルバムをはじめ多くの思い出の品は捨てられたり焼却されたりして、自分と一緒に天国へ消えてしまうことになるに違いないのです。

誰しも、自分がこの世に生きた足跡を残したいと思うものです。もう九〇年以上も生きたのだから、後はこの世から消えてしまっても何も思い残すことはない、などという言葉がよく高齢者の口から聞かれることがありますが、それは本心ではないような気がします。

そこで、自分の一生を後世に伝えるためにも、自分史を一冊の本にまとめることをお勧めします。高齢者の中には、今更とても文章など書けないという人がいるかもしれませんが、そんなに難しく考える必要はありません。

手が震えて原稿用紙のマス目を、文字で埋めることができないのであれば、テープに吹き込んで残すという方法もあります。それを専門家に聞き取ってもらい文章に起こせば、立派に一冊の本が出来上がります。

誰でも、生涯に一冊の本は書けるものです。

小説のようなフィクションを書けと言われれば、それは大仕事かもしれませんが、今まで自分が体験したことをそのままメモして文章に起こす、いわゆるノンフィクションであれば、誰でも一冊ぐらいの原稿は書けるものです。

そしてその人がどんな生き方をして人生を全うしたのかということは、非常に興味深く、人に感動を与えることは間違いありません。

よく「事実は小説より奇なり」と言いますが、作り話よりも現実に起こった話の方が遥かに面白いことがあるものです。

さてこの自分史ですが、できれば後世に残るように出版物として、立派な一冊の本にしたいものです。そうした自分史のような本に協力してくれる出版社も数多くありますし、自費出版であっても全国の書店に並べることが可能です。

こうした話をすると、本を出すなど莫大なお金が必要になるのではないかと考える人もいると思いますが、そんなに大金をかけなくても本は出版できます。

親しい人たちだけに配るのであれば、数十万円もあれば大丈夫です。もうすこし幅広く一般の読者に読んでもらおうとすると、数百万円くらいかかりますが、しかし、一生一度の道楽として本を残すことは、断捨離ですべての想い出を処分してしまうことに比べれば、決して無駄遣いとは言えません。

どうせお金を残しても、あの世に持っていけるわけではありません。死ぬまでの間に本一冊くらい書いて、無駄遣いをしたとしても罰は当たらないはずです。

この自分史の中にどうしても捨てがたいアルバムの中の写真を移すこともできます。また、親友と取り交わした手紙、あるいは恋文などもそのまま本に転載することもできます。さらに、名刺や年賀状も大切なものはすべて本に残しておくことができるでしょう。

さらに、文章を書くことは、孤独を癒すためにも大変良い治療になります。自分の人生を思い起こす作業は、部屋に閉じこもって社会と断絶した暮らしを続けている場合ではないことに気付くためにも役立つはずです。

「ペンは剣よりも強し」という言葉もあります。文章の力は、武器などとは比べものにならないくらい強い力を持っているのです。

自分が孤独になった背景を分析し、社会に対してその思いの丈を書き綴れば、必ずや共鳴する人が出てくるに違いないのです。自分のため、また世のためにも一冊の本を上梓《じょうし》することには大きな意味があるものなのです。

孤独な暮らしを余儀なくされている人、また一人暮らしになった人は、その部屋に閉じこもっている時間を無駄にすることなく、ペンを執って原稿用紙のマス目を埋めていっていただきたいと思います。

生前葬のすすめ

生前葬とは、生きている間にこれまでの人生でお世話になった人たちにお礼を述べ、お別れをするために開く会のことです。この生前葬の歴史は古く、すでに江戸時代から行われていたことが記録に残っています。

『人生一度は野辺送りにあうものだから、命あるうちに葬礼をしてほしい』これは、熊本藩の家老であった侍が生前に、自分の葬儀を藩の中にある寺の住職に頼んで葬儀をあげる時に述べた言葉として伝えられています。彼は全身に白装束を纏《まと》い、僧侶の読経の中で棺桶に収まり、最後は棺桶の中に身を沈め、葬られる寸前にまるで生き返ったようにその棺桶から脱出してみせたそうです。

現代では音楽葬あり、カラオケ大会あり、立食パーティーありと、様々な形式で開催できるようです。今まで人生の苦楽を共にした人たちとの楽しい一時は、やがて浄土に召される時のいい思い出になるに違いありません。

エピローグ～孤独の五〇年を埋めた夜～

先に紹介したOさんが診療所を訪ねてきて、この生前葬を行うので私にも出席して欲しいと言ってきたのは、もう年も押し迫ったころでした。

彼は、上機嫌で声を弾ませながら言いました。

「ようやくオーケストラのメンバーもほぼ揃ったので、この度の視察旅行で見つけたアレンジャーに、早速曲の譜面を渡して、タンゴに相応《ふさわ》しい曲を探してもらうことにしました。そして、その一回目のコンサートは、私の生前葬で行うことに決めました」

「それはまた君らしい発想だね。人生の幕引きまではまだまだ時間があると思うけれど、みんなを集めて生きている間に親交を深めようというのは、良い計画だと思うよ。もちろん、出席させてもらうけれども。ところで、ヨーロッパ旅行の様子をぜひ教えてくれないかな」

「いやあ、いやあ。ドイツへ行って本当に良かったと思いますよ。日本の古典的とも言えるタンゴが、すでにハウゼのLPレコードに何曲も入っているのですよ。それを聴いた時には本当に感激しました。しかも、その演奏がもう日本人の心そのもので、聴いているうちに私は人目もはばからず、涙を流していましたよ」

「いやあ、そうか。ハウゼが演奏していた日本のタンゴ、それにタンゴのリズムにピッタリな日本の歌を、私もLPレコードで聴いたことがあるけれども、それが君の手によって蘇るなんて、私にとっては夢みたいだよ。もちろん、『夢去りぬ』は、見つけてきたんだろうね」

「もちろんです。あの、昭和の十年代に服部良一先生が作曲した『夢去りぬ』ですよね」

「そうそう。あの演奏を初めて聴いた時は、感激したのを覚えているよ。以前医学生のころ、タンゴバンドをやっていたことは、君にも話したことがあると思うけれど、あの『夢去りぬ』だけは、難しくて演奏できなかったものねぇ。それに、当然、フランク永井さんがレコード大賞をとった『君恋し』も見つけてたんでしょ？」

「実は、そのハウゼのLPレコードを持ってきたんですよ。一緒に聴いてみますか？」

その彼の言葉に弾かれるようにして、私は院長室にあるオーディオのスイッチを入れようと、急いで席を立ちました。

さて、彼がホテルの大広間に三〇〇名以上のゆかりの人々を集めて開いた生前葬は、実に素晴らしく、私は感激のあまり、手に握ったハンカチを知らぬ間に涙で濡らしていました。

舞台の上には、五〇人の楽団員が勢揃いをしており、タキシード姿のOさんは、白い指揮棒を手に見事な旋律をオーケストラから引き出しています。さすがにタンゴの本場、ハウゼの故郷のアレンジャーが編曲しただけあって、どの曲も、日本人の胸に深く沁み込んでいく曲ばかりでした。

『おもいで』『霧の摩周湖』、これは平尾昌晃作曲の昭和の歌です。服部良一作曲の『小雨の丘』、それに古き良き時代の名曲『マロニエの木蔭』『或る雨の午後』『並木の雨』『赤い靴のタンゴ』『夜のプラットホーム』『雨に咲く花』など、メロディーとリズムが素晴らしい調和を保ち、音楽葬としては聴いている者の心を惹きつけずにはおかないものばかりでした。

演奏の合間に、友人知人たちが次々と舞台に上がって、別れの言葉、いや祝辞を述べ、今までのOさんとの絆がどんなに深いものであったか、ということを語りました。

そのジョークを交えたスピーチに、場内からは明るい笑い声が漏れたり、あるいはしんみりと、耳を傾けている人の間からため息が聞こえてきます。

宴たけなわの音楽葬がそろそろ終わりに近づいたころ、ハプニングが起きました。司会者の女性に手を引かれて、一見して七〇代とわかる、頭に白いものが見え隠れしている品の良い女性が舞台の中央に立ったのです。

そして、彼女のそばにOさんが静かに近づくと、オーケストラが『真珠採りのタンゴ』を演奏し始めました。このタンゴは、ビゼーの『真珠採り』のアリアを抜粋した曲で、セイロン島を舞台にした美しい乙女と若者の恋を歌い上げた名曲として知られています。

その美しいメロディーの中で、二人の古稀を過ぎた男女が握手を交わし、そして、Oさんは彼女を静かに抱きしめてマイクに向かって告白をしました。

「五〇年ぶりに再会した私の妻です。ようやく会うことができました。もう言葉は要りません。こうして手を握っていると、五〇年の歳月が消えていきます。いままで孤独にしてごめん。それだけは、皆さんの前で詫びたいと思います」

と言うと、場内が総立ちになり、大きな拍手が沸きおこりました。

客席の中からすすり泣きの声が漏れています。

二人の過去を愛おしむように、ハウゼそっくりの演奏を繰り広げるオーケストラの音が一段と大きく響きわたっていました。

〈著者プロフィール〉
志賀貢（しが・みつぐ）
北海道出身。医学博士、作家。
昭和大学医学部大学院博士課程修了後、内科医として約50年にわたり診療を行い、現在も現役医師として日々患者に接している。その傍ら文筆活動においても『医師のないしょ話』『臨終の七不思議』をはじめとする小説やエッセイ等、著書多数。また、美空ひばり「美幌峠」「恋港」の作詞も手掛け、北海道の屈斜路湖畔を望む美幌峠には歌碑が建立されている。

孤独は男の勲章だ

2018年10月25日　第1刷発行

著　者　志賀 貢
発行人　見城 徹
編集人　福島広司

発行所　株式会社 幻冬舎
〒151-0051　東京都渋谷区千駄ヶ谷4-9-7

電話　03(5411)6211(編集)
03(5411)6222(営業)
振替　00120-8-767643
印刷・製本所　中央精版印刷株式会社

検印廃止

ISBN978-4-344-03372-6　C0095
幻冬舎ホームページアドレス　http://www.gentosha.co.jp/

この本に関するご意見・ご感想をメールでお寄せいただく場合は、
comment@gentosha.co.jpまで。